U0199839

"十四五"国家重点出版物出版规划项目

国医大师李今庸医学全集

经典临床研究

李今庸　著

学苑出版社

图书在版编目（CIP）数据

经典临床研究/李今庸著．—北京：学苑出版社，2023.1
（国医大师李今庸医学全集）
ISBN 978 - 7 - 5077 - 6530 - 4

Ⅰ．①经…　Ⅱ．①李…　Ⅲ．①中医临床 - 经验 - 中国 - 现代
Ⅳ．①R249.7

中国版本图书馆 CIP 数据核字（2022）第 201176 号

出　版　人：洪文雄
责任编辑：黄小龙
出版发行：学苑出版社
社　　　址：北京市丰台区南方庄 2 号院 1 号楼
邮政编码：100079
网　　　址：www.book001.com
电子邮箱：xueyuanpress@163.com
销售电话：010 - 67601101（销售部）、010 - 67603091（总编室）
印　刷　厂：北京兰星球彩色印刷有限公司
开本尺寸：710mm×1000mm　1/16
印　　　张：10
字　　　数：147 千字
版　　　次：2023 年 1 月第 1 版
印　　　次：2023 年 1 月第 1 次印刷
定　　　价：88.00 元

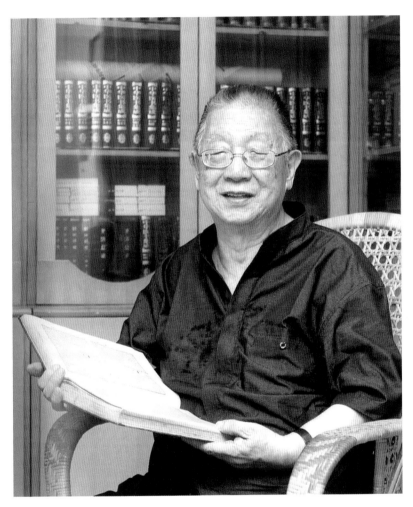

　　李今庸，男，1925年出生，湖北枣阳市人，当代著名中医学家，中医教育学家，湖北中医药大学终身教授，国医大师，国家中医药管理局评定的第一批全国老中医药专家学术经验继承工作指导老师。

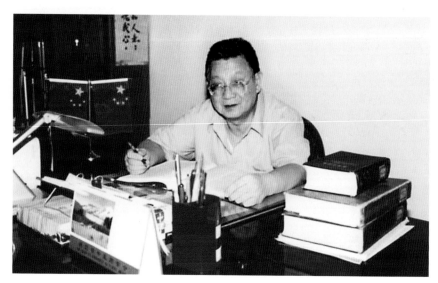

李今庸教授主持湖北省中医药学会工作 20 余年

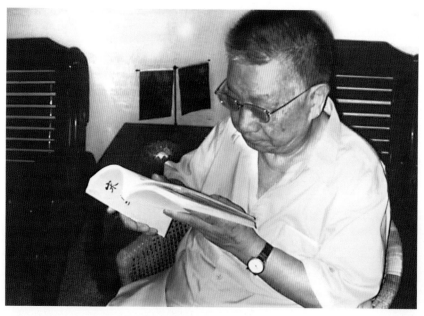

李今庸教授在研读史书

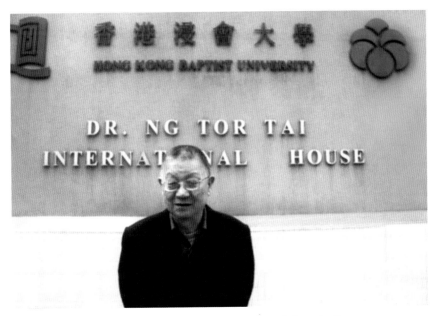

李今庸教授在香港浸会大学讲学期间留影

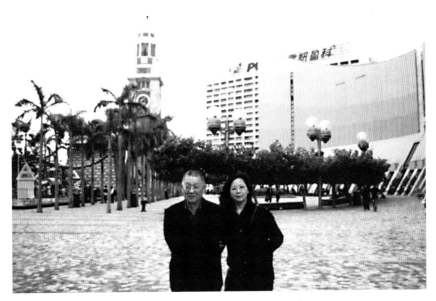

李今庸教授在香港讲学期间与女儿李琳合影

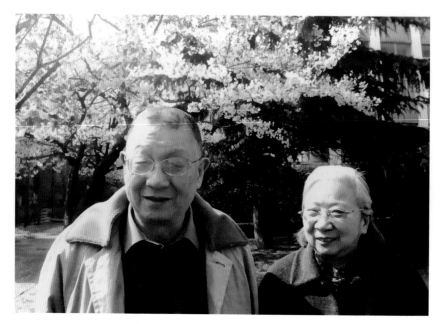

李今庸教授与夫人齐立秀合影

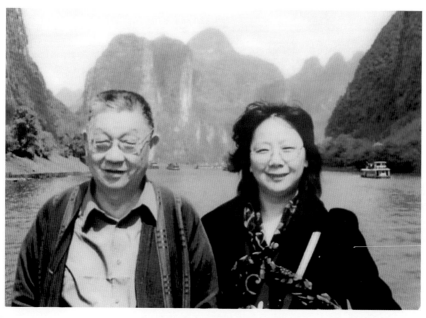

李今庸教授与女儿李琳合影

中国的长期封建社会中，创造了灿烂的古代文化。清理古代文化的发展过程，剔除其封建性的糟粕，吸收其民主性的精华，是发展民族新文化提高民族自信心的必要条件；但是决不能无批判地兼收并蓄。

摘自《新民主主义论》

李今庸教授书法（一）

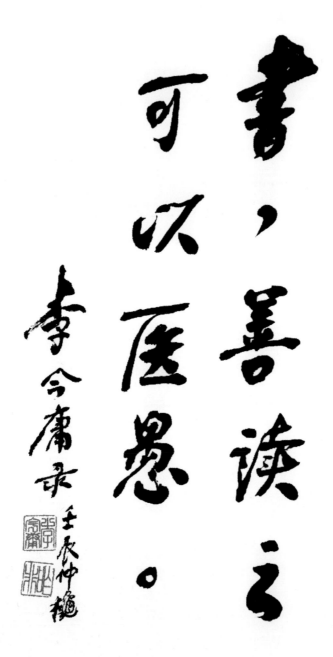

书，善读之
可以医愚。

李今庸录 壬辰仲春

李今庸教授书法（二）

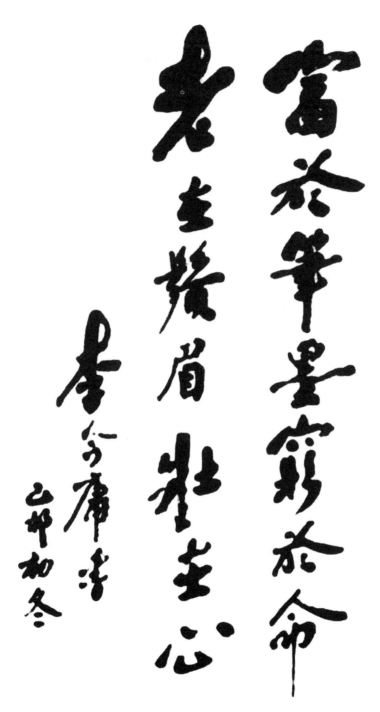

寓於筆墨窮於命
老去雙眉壯益心
李今庸書
乙卯初冬

李今庸教授书法（三）

鞠躬厥职，岂能尽如人意；

渴谋斯任，但求无愧我心。

李今庸教授书法（四）

通古博今研岐黄　精勤不倦育桃李

（代总序）

　　李今庸先生，字昨非，1925 年出生于湖北省枣阳市唐家店镇一个世医之家。今庸之名取自《三字经》："中不偏，庸不易。"意为立定志向，矢志不移，永不改易。昨非，语出陶渊明《归去来兮辞》："实迷途其未远，觉今是而昨非。"含有不断修正自己错误认识的意思。书斋曰莲花书屋，义出周敦颐《爱莲说》："出淤泥而不染，濯清涟而不妖。"李今庸先生平生行止，诚如斯言。《孟子·滕文公章句上》说："舜何人也，予何人也，有为者亦若是。"他把这句话作为座右铭。

　　李今庸先生从医 80 载，执教 62 年，在漫长的医教研生涯中积累了宝贵的治学经验。其治学之道，建造了弟子成才的阶梯，是后学登堂入室的通途。听其教、守其道、恭其行者，多能登堂入室，攀登高峰。

博学强志　医教研优

　　李今庸先生 7 岁入私塾读书，开始攻读《论语》《孟子》《大学》《中庸》《礼记》等儒家经典，他博闻强志，日记千言，常过目成诵。1938 年随父学医，兼修文学，先后研读《黄帝内经》《针灸甲乙经》《难经》《伤寒论》《金匮要略》《脉经》《诸病源候论》《千金要方》《千金翼方》《外台秘要》《神农本草经》等，随后其父又命其继续攻读历代各家论著和各科著作，并指导他阅读《毛诗序》《周易》《尚书》等书。对于《黄帝内经》，他大约只用了一年的时间，即将其内容烂熟于心。现在只要提到《黄帝内经》的某一内容，他都能不假思索明确无误地给你指出，本段内容是在《素问》或《灵枢》的某一篇，所以被人们誉为"《内经》王""活字典"。

　　1961 年，时任湖北中医学院副院长的蒋立庵先生，将一本《江汉论坛》杂志给了李今庸先生。他认真阅读后，敏锐地意识到蒋老是希望他掌握校勘训诂学的知识，以便有效地研究整理古典医籍。从 20 世纪 60 年代初开始，他先后阅读了大量有关古代小学类书籍。通过认真阅读《说文解字》《说文解字注》《说文通训定声》《说文解字义证》《说文解字注笺》等，他对许学相当熟悉，又广泛阅读了雅学、韵书以及与小学有关的书籍。从此，他掌握了治学之道，并以此助推医教之道。

一般而言，做学问应具备三个条件：一为深厚的家学，二为名师指点，三为个人勤奋。这三点李今庸先生都具备了，所以先生才有了今天的成就。

李今庸先生在 1987 年到 1999 年间，先后被中国中医研究院（现中国中医科学院）研究生部、张仲景国医大学、长春中医学院（现长春中医药大学）等单位聘为客座教授和临床教授，为这些单位的中医药人才培养做出了贡献。1991 年 5 月被确认为第一批全国老中医药专家学术经验继承工作指导老师，同年获国务院政府特殊津贴；1999 年被中华中医药学会授予全国十大"国医楷模"称号；2002 年获"中医药学术最高成就奖"；2006 年获中华中医药学会"中医药传承特别贡献奖"；2011 年被国家中医药管理局确定为全国名老中医药专家传承工作室建设项目专家；2013 年 1 月被国家中医药管理局确定为首批中医药传承博士后合作导师，为国家培养中医药高层次人才。

校勘医典　著作等身

李今庸先生在治学上锲而不舍，勇攀高峰，正所谓"路漫漫其修远兮，吾将上下而求索"。他在 20 世纪 60 年代就步入了校勘医典这条漫长而又崎岖的治学之路。在这方面他着力最勤，费神最深，几乎是举毕生之力。他曾说道：首先要善于发现古书中的问题，然后对所发现的问题进行深入研究考证，并搜集大量的古代文献加以证实。当写成文章时，又必须考虑所选用文献的排列先后，使层次分明，说明透彻，让人易于读懂。如此每写一篇文章，头痛数日不已，然而他仍乐此不疲。虽是辛苦，然也获得了丰硕的成果。经一番整理后，不仅使这些古籍中的文字义理畅达，而且其医学理论也明白易晓，从而使千百年的疑窦涣然冰释，实有功于后学。

李今庸先生首创以治经学方法研究古典医籍。他将清朝乾嘉时期所兴起的治经学方法，引入到古医籍的研究整理之中。他依据训诂学、校勘学、音韵学、古文字学的基本原理，以及方言学、历史学、古文献学、考古学和历代避讳规律等相关知识，结合中医药学理论和临床实际经验，对古医书中的疑难问题进行了深入研究。对古医书中有问题的内容，则采用多者刈之、脱者补之、隐者彰之、错者正之、难者考之、疑者存之的方法，细心疏爬。他治学态度严谨，一言之取舍必有据，一说之弃留必合理。其研究所涉及的范围相当广泛，如《素问》《灵枢》《难经》《甲乙经》《太素》《伤寒论》《金匮要略》《神农本草经》《肘后方》《新修本草》《千金要方》《千金翼方》《马王堆汉墓帛书》以及周秦两汉典籍中有关医学的内容。每有得则笔之以文，其研究的千古疑难问题多达数百处。从 20 世纪 50 年代末至现在，他发表了诸如"析疑""揭疑""考释""考义"类文章 200 多篇。2008 年，他在外地休养的时候，凭记忆又搜集了古医书中疑难之处 88 条；同时，还从《吕氏春秋》高诱训解的文字中，总结出声转可通的文字 121 例，其中部分内容现已整理成文，由此可见先生对古医籍疏爬之勤。

设帐杏坛　传道授业

李今庸先生执教已 62 个春秋，在中医教育学上，开创和建立了两门中医经典学科（《黄帝内经》《金匮要略》）。他先后长期系统性地给师资班、西学中班、本科生、研究生等各类不同层次学生讲授《金匮要略》《黄帝内经》《难经》及《中医学基础》等课程。自 1978 年开始，又在全国中医界率先开展《内经》专业研究生教育。同时，李今庸先生还担任北京中医两院（中国中医研究院、北京中医学院）研究生班《金匮要略》授课老师。1973 年起，李今庸先生受邀赴原北京中医学院、原上海中医学院讲授《中医学基础》；1978 年起，并先后赴辽宁、广西、上海等地的中医药院校讲授《黄帝内经》《金匮要略》等经典课程。

李今庸先生非常重视教材建设。1958 年，他首先在原湖北中医学院筹建金匮（内科）教研组，并担任组长，其间独立编写了《金匮讲义》，作为本院本科专业使用。1963 年独立编写了全国中医学院第二版试用教材《金匮要略讲义》，从而将《金匮》这一学科推向了全国；1973 年，为适应社会上的需求，对该书稍作润色，作为全国中医学院第三版试用教材再版发行。1960 年，独立编写了《医经选讲义》《内经讲义》，供湖北中医学院本科专业使用；1961年，独立编写了《难经选读》《黄帝内经素问讲义》，供湖北中医学院本科专业、西医学习中医班使用；1962年，独立编写了中医学院讲义《内经》（蓝本）；1963年，赴江西庐山参加了全国中医学院第二版试用教材《内经讲义》的审稿定稿。1974年协编全国中医学院教材《中医学基础》；1979年，主编《内经选读》，作为原湖北中医学院中医研究生班前期课程中的《内经》试用教材，并亦供中医本科专业使用，该教材受到全国《内经》教师的好评；1978年，参与编著高等中医药院校教学参考丛书《内经》；1982年主编高等中医药院校本科生、研究生两用教材《黄帝内经选读》，1987年为光明中医函授大学编写出版了《金匮要略讲解》。几十年来，李今庸先生为中医药院校教材建设，倾注了满腔心血。

李今庸先生注重师资队伍建设。先生在主持原湖北中医学院内经教研室工作时，非常重视对教师的培养。1981年，他在教研室提出了"知识非博不能返约，非深不能至精"的思想。他要求教师养成"读书习惯和写作习惯"。为配合教师读书方便，他在教研室创建了图书资料室，收藏各类图书800余册，并随时对教师的学习情况进行督促检查。1983年，他组织主持教研室教师编写刊印了《黄帝内经索引》；同时，他又组织主持教研室教师编写了《新编黄帝内经纲目》，作为本院及部分兄弟院校《内经》专业研究生学位使用教材。通过编辑书籍及教学参考资料，提高教师的专业水平。在对教师的使用上，尽量做到人尽其才，才尽其用。通过十几年坚持不懈努力，现已培养出一批较高素质的中医药教师队伍。

在半个多世纪的中医药教学生涯中，先生主张择人而教、因材施教，注重传授真知和问答教学。他要求学生学习中医时必须树立辩证唯物主义和历史唯物主义思维方式，将不同时代形成的医学著作和理论体系置于特定历史时代背景中研究，重视经典著作教学和学生临床实践。1962年，先生辅导高级西医离职学习中医班集体写作《从藏府学说看祖国医学的理论体系》一文，全文刊登于《光明日报》，并被《人民日报》摘要登载、《中医杂志》全文收载，在全国产生了很大影响。

扎根一线　累起沉疴

李今庸先生在80年的医疗实践中，形成了独特的医疗风格、完整的临床医学思想，积累了大量的临床经验。其一，形成了完整的临床医学指导思想，即坚持辩证历史唯物主义思想指导下的"辨证论治"；其二，独创个人的临床医疗经验病证证型治疗分类约 580 余种，著有《李今庸临床经验辑要》《中国百年百名中医临床家丛书·李今庸》《李今庸医案医论精华》等临床著作。

李今庸先生通晓中医内外妇儿及五官各科，尤长于治疗内科和妇科疾病。在 80 年的临床实践中，他在内伤杂病的补泻运用上形成了自己独特的风格，即泻重痰瘀，补主脾肾。脾肾两藏，一为后天之本，一为先天之本，是人体精气的主要来源。二藏荣则一身俱荣，二藏损则一身俱损。因此，在治虚损证时，补主脾肾。在临床运用中，具体又有所侧重，小儿重脾胃，老人重脾肾，妇女重肝肾。慢性久病，津血易滞，痰瘀易生，痰瘀互结互病，易成窠囊。他对于此类病证的治疗是泻重痰瘀，或治其痰，或泻其瘀，或痰瘀同治。他临床经验丰富，辨证准确，用药精良，常出奇兵以制胜，其经验可见于《国医大师李今庸医学全集》中。

李今庸先生非常强调临床实践对理论的依赖性，他常说："治病如同打仗一样，没有一定的医学理论做指导，就不可能进行正确的医疗活动。"如 1954 年长江流域发大水，遭受特大洪涝灾害之时，奔赴一线的李今庸"抗洪抢险防病治病"工作队，以中医理论为指导，运用中药枯矾等，成功控制住了即将暴发的急性传染性消化道疾病；再如一壮年男子，突发前阴上缩，疼痛难忍，呼叫不已，李今庸先生据《素问·厥论》"前阴者，宗筋之所聚"，《素问·痿论》"阳明者，五藏六府之海，主润宗筋"的理论，为之针刺足阳明经之归来穴，留针 10 分钟，病愈，后数十年未再发，此案正印证了其善于以经典理论对临床的指导运用。李老常言："方不在大，对证则效；药不在贵，中病即灵。"

从 1976 年起，李老应邀赴北京、上海、南京、南宁、福州、香港、韩国大田等多地讲学，传授临床经验，深入开展中外学术交流。

振兴中医　奔走疾呼

李今庸先生作为一代中医药思想家，从未停止过对中医药学理论、临床、教育的反复深入思考。1982 年、1984 年，他两次同全国十余名中医药专家联名上书党中央、国务院，建议成立国家中医药管理总局，加强党对中医药事业的领导，受到中央领导重视和采纳。1986 年国务院批示，1988 年，国家中医药管理局挂牌成立。其后，又积极支持组建中医药专业出版社。1989 年，中国中医药出版社成立。2003 年，向党中央和国务院领导写信陈述中医药学优越性和东方医学特色，建议制定保护和发展中医药的法规，同年，国务院颁布《中华人民共和国中医药条例》。

李老在担任湖北省政协常委及教科文卫体委员会副主任期间，深入基层考察调研，写了大量提案及信函建议。在湖北省第五届政协会议上，提出"请求省委、省政府批准和积极筹建'湖北省中医管理局'，以振兴我省中医药事业"等提案。2006 年，湖北省中医药管理局成立。

1980 年、1983 年等分别向省委、省政府致信建议召开李时珍学术会议，成立李时珍研究会，开展相关研究，为在全国范围内形成纪念李时珍学术活动氛围奠定了坚实根基。

1986 年李老当选为湖北省中医药学会理事长。此后，主持湖北省中医药学会工作长达二十余年。组织举行"鄂港澳台国际学术交流大会""国际传统医学大会"等各种大型中医药学术研讨会和国际学术交流会议。期间，连续数年主编有《湖北中医药信息》《中医药文化有关资料选编》等。

近年来，李老对中医药学术发展方向继续进行深入思考与研究。认为中西医学不能互相取代，只能在发展的基础上取长补短，必须努力促使西医中国化、中医现代化，先后撰写和发表了《论中医药学理论体系的构成和意义》《发扬中医药学特色和优势提高民族自信心和自豪感》《试论我国"天人合一"思想的产生及中医药文化的思想特征》《中医药学应以东方文化的面貌走向现代化》《关于中西医结合与中医药现代化的思考》《略论中医学史和发展前景》等文章。

今将李今庸先生历年写作刊印、出版和未出版的各种学术著作，集中起来编辑整理，勒成一部总集，定名为《国医大师李今庸医学全集》，予以出版，一则是彰显李老半个多世纪以来，在中医药学术上所取得的具有系统性和创造性的重要成就，二则是为中医药学的传承留下一份丰厚的学术遗产。

李今庸先生历年写作并刊印和出版的各种著作数十部，附列如下（以年代先后为序）：

《金匮讲义》，李今庸编著，原湖北中医学院中医专业本科生用教材。1959 年，内部油印。

《内科学讲义》，李今庸编著，原湖北中医学院中医专业本科生用教材。1959年，内部刊印。

《中医学概论》，李今庸编著，原湖北中医学院中医专业本科生用教材。1959年，内部刊印。

《医经选讲义》，李今庸编著，原湖北中医学院中医专业本科生用教材。1960年，内部刊印。

《内经讲义》，李今庸编著，原湖北中医学院中医专业本科生用教材。1960 年，内部刊印。

《难经选读》，李今庸编著，原湖北中医学院中医专业本科生用教材。1961 年，内部刊印。

《黄帝内经素问讲义》，李今庸编著，原湖北中医学院中医专业本科生用、高级西医离职学习中医班用教材，1961 年，内部刊印。

《内经》（蓝本），李今庸编著，原中医学院讲义，中医专业本科生用，1962 年 4 月，内部刊印。

《金匮要略讲义》（蓝本），李今庸编著，原中医学院讲义，中医专业本科生用教材，1963 年 4 月，内部刊印。

《金匮要略讲义》，李今庸编著，全国中医学院中医专业本科生用第二版统一教材。1963 年 9 月，上海科学技术出版社出版。

《中医概论》，李今庸编著，原湖北中医学院中医专业本科生用教材，1965 年 9 月，内部刊印。

《中医学基础》，李今庸编著，原湖北中医学院中医专业用教材。1971 年，内部铅印。

《金匮要略释义》，李今庸编著，中医临床参考丛书，全国中医学院西医学习中医者、中医专业用第三版统一教材。1973 年 9 月，上海科学技术出版社出版。

《内经选编》，李今庸编著，原湖北中医学院中医专业用教材，1973 年，内部刊印。

《内经选编》，李今庸编著，原湖北中医学院中医专业本科生用教材，1977 年，内部刊印。

《内经选读》，李今庸主编，原湖北中医学院中医专业本科生用教材。1979 年 5 月，内部刊印。

《黄帝内经选读》，李今庸主编，原湖北中医学院中医专业本科生、研究生两用教材。1982年，内部刊印。

《内经函授辅导资料》，李今庸主编，原湖北中医学院中医专业函授辅导教材。1983年，内部刊印。

《读医心得》，李今庸著，研究中医古典著作中理论部分的学术专著。1982年4月，上海科学技术出版社出版。

《中医学辩证法简论》，李今庸主编，全国中医院校教学教材参考用书。1983年1月，山西人民出版社出版。

《黄帝内经索引》，李今庸主编，原湖北中医学院中医《内经》专业教学参考用书。1983年12月，内部刊印。

《读古医书随笔》，李今庸著，运用考据学知识和方法研究古典医籍的学术专著。1984年6月，人民卫生出版社出版。

《金匮要略讲解》，李今庸著，全国高等中医函授教材。1987年5月，光明日报出版社出版，后由人民卫生出版社于2008年更名为《李今庸金匮要略讲稿》再版。

《新编黄帝内经纲目》，李今庸主编，中医内经专业研究生学位教材，以及西医学习中医者教学参考用书。1988年11月，上海科学技术出版社出版。

《奇治外用方》，李今庸编著，运用现代思想和通俗语言，对中医药古今奇治外用方治给予整理的专著。1993年1月，中国中医药出版社出版。

《湖北医学史稿》，李今庸主编，是整理和研究湖北地方医学史事的专门著作。1993年5月，湖北科学技术出版社出版。

《李今庸临床经验辑要》，李今庸著，作者集数十年临床医疗实践之学术思想和临证经验的总结专著。1998年1月，中国医药科技出版社出版。

《古代医事编注》，李今庸编著，选录了古代著名典籍笔记中关于中医药医事史料文献而编注的人文著作。1999年，内部手稿。

《中华自然疗法图解》，李今庸主编，刮痧疗法、按摩疗法、针灸疗法和天然药食疗法等中医自然疗法治病图解的专著。2001年1月，湖北科学技术出版社出版。

《中国百年百名中医临床家丛书·李今庸》，李今庸著，作者集多年临床学术经验之专著。2002年4月，中国中医药出版社出版。

《中医药学发展方向研究》，李今庸著，研究中医药学发展方向的专著。2002年9月，内部刊印。

《古医书研究》，李今庸著，继《读古医书随笔》之后，再以校勘学、训诂学、音韵学、古文字学、方言学、历史学以及古代避讳知识等，研究考证中医古典著作的学术专著。2003年4月，中国中医药出版社出版。

《中医药治疗非典型传染性肺炎》，李今庸编著，选用报刊上有关中医药治疗

"非典"（严重急性呼吸综合征）的内容，集而成册。2003 年 8 月，内部刊印。

《汉字、教育、中医药文化资料选编》（1－6 编），李今庸编著，选用报刊上发表的有关文字文化、教育和中医药文化资料而汇编的专门集册。2003—2009 年，内部刊印。

《舌耕馀话》，李今庸著，作者在兼任政协等多项社会职务期间，从事中医药事业的医政医事专门著作。2004 年 10 月，中国中医药出版社出版。

《古籍录语》，李今庸编著，选录古代典籍中关于启迪思想，予人智慧，为人道德之锦句名言而编著的人文专著。2006 年 8 月，内部刊印。

《李今庸医案医论精华》，李今庸著，作者临床验案精选和中医学术问题研究的专著。2009 年 4 月，北京科学技术出版社出版。

《李今庸中医科学理论研究》，李今庸著，中医科学基础理论体系和基本学术思想研究的专著。2015 年 1 月，中国中医药出版社出版。

《李今庸黄帝内经考义》，李今庸，作者历半个世纪对《黄帝内经》疑难问题研究的学术专著。2015 年 1 月，中国中医药出版社出版。

《李今庸临床用方集粹》，李今庸著，是收集荟萃作者数十年临床医疗经验用方的专著。2015 年 1 月，中国中医药出版社出版。

《李今庸读古医书札记》，李今庸著，辑作者历年来在全国各地刊物上发表的关于古典医籍和古典文献的考释、考义、揭疑、析疑类文章的学术著作。2015 年 4 月，科学出版社出版。

《李今庸特色疗法》，李今庸主编，整理和总结了具有中医学特色的穴敷疗法、艾灸疗法、拔罐疗法、耳穴贴压法等治疗病证的专著。2015 年 4 月，科学出版社出版。

《李今庸经典医教与临床研究》，李今庸著，作者集中医经典教学和经典性临床研究的教研专著。2016 年 1 月，科学出版社出版。

《李今庸医惑辨识与经典讲析》，李今庸著，对有关经典医籍、医学疑问的解疑辨惑及经典著作课堂讲解分析的学术专著。2016 年 1 月，科学出版社出版。

《李今庸临床医论医话》，李今庸著，作者关于中医临床的医学论述和医语医话的学术专著。2017 年 3 月，中国中医药出版社出版。

《李今庸中医思考·读医心得》，李今庸著，作者独立思考中医药学实质和中医药学术发展方向性研究的学术专著。2018 年 3 月，学苑出版社出版。

《续古医书研究》，李今庸著，为《古医书研究》续笔，再以开创性的中医治经学方法继续研究中医古典著作之学术力作。

另有待出版著作（略）。

李琳　湖北中医药大学
2018 年 5 月 1 日

通古博今研岐黄　精勤不倦育桃李

前言

这里所谓"经典"，是指《黄帝内经·素问》《灵枢经》《难经》《伤寒论》《金匮要略》《神农本草经》等中医典籍。它们是我们祖先长期与疾病做斗争的经验总结，形成了中医药学的理论和辨证施治的体系，几千年来有效地指导了中医临床医疗的实践，保障了中华民族的繁衍和昌盛，是我们民族的宝贵财富，我们应当对其发扬光大。数十年来，我在长期的临床医学实践中，以辨证的思维，运用经典理论指导进行临床治疗，收到了满意的效果，并以不断总结和研究来表明中医经典和临床医疗间的重要相互关系。经典若学得好，则临床疗效好；临床疗效好，则能进一步提升对经典的领悟，两者互为因果。捉录略案，以启发后学者。

李今庸
2007 年 8 月

目录

上编 经典临床研究

《素问》与临床

1. 《素问·上古天真论》（一）

"冲为血海，任主胞胎。"

治验案例 某某，女，28 岁，山西省太原市某银行工作人员。2006 年 7 月 28 日就诊，月经 2 个月未潮，每日前阴有点滴血液下出，经过太原某医院检查诊断为"早孕"，用西药止血未效，改用中成药"保胎丸"治疗，始服有 2 天未出血，继而每天又有点滴血出。诊之六脉稍弱而独右尺有滑象，舌苔薄白，乃冲任下陷，血不养胎而漏下，几有失胎之虞，急宜养血调经、暖宫止血，以《金匮要略》"胶艾汤"加白术以治之：

干生地 18g　　当归 10g　　川芎 10g　　干艾叶 10g　　白芍 10g　　炙甘草 10g
炒白术 10g　　阿胶（烊化）12g

用水适量，先煎前七味，汤成去滓，纳阿胶烊化，温分再服。日服 1 剂。

按：《灵枢·五音五味》（六十五）说："冲脉，任脉，皆起于胞中。"出于会阴，循腹胸而上。王冰注《素问·上古天真论》（一）说："冲为血海，任主胞胎。"冲任和调，阴阳和合而结为胎孕，则为经脉循环流行而资养。今胎孕初结，而经血不足，故右尺脉独见滑象而余脉皆稍弱。经脉血弱不足以充养血海，则冲任郁陷而每日见前阴点滴下血。患者漏血而怀胎，殆即俗所谓"漏胎怀"也。用胶艾汤加味，以干生地、当归、川芎、白芍等为四物汤补血养血且以活血，阿胶补肾育阴以止血，艾叶温暖胞宫以止血，炙甘草资中焦之汁以调和诸药。其方特加白术者，以健脾固带而束冲任止其下陷也。是故药服 2 剂而血止病愈。患者恐其病复发遂自作主张地连服其方 10 剂后停药。

2.《素问·生气通天论》（三）

"风客淫气，精乃亡，邪伤肝也。"

治验案例 患者某，男，31岁，湖北中医学院某班学员，已婚，1972年10月就诊。发病已半年余，头发中生散在性多个细小疖疮，痒甚则搔之，有痛感而流黄水，继之结痂，每间隔数日则于睡眠中发生梦与女子交通而精泄出即所谓"梦遗"1次，泄精醒后则感肢体倦怠疲乏，小便黄，脉濡数。病属湿热郁于肝经；治宜清利湿热，养血和肝；拟龙胆泻肝汤为治：

龙胆草 10g　泽泻 10g　柴胡 10g　车前子 10g　木通 10g　栀子 10g
甘草 8g　黄芩 10g　生地 10g　当归 10g

上10味，以适量水煎药，汤成去渣取汁温服，日2次。

按： 肝藏魂，与肾为邻，居于下焦，其脉循阴器而上行于巅顶。湿热内郁，肝木失和，疏泄过甚，肾精不固，故时于睡眠中魂扰于内而精泄于外，湿热循经而上郁于头部，则头发之中发生奇疮而痒，搔之则黄水流出。龙胆泻肝汤方，以龙胆草、黄芩、栀子之苦寒清热，木通、泽泻、车前子利小便以渗湿，生地、当归养血和肝，柴胡疏肝以升肝经清阳之气，炙甘草调和诸药。共奏清利湿热，养血和肝之效。药服5剂而病愈。

3.《素问·金匮真言论》（四）

"中央黄色，入通于脾。"

治验案例 患者某，男，18岁，住湖北省新州县农村，农民。1975年6月某日就诊。发病3天，两白眼珠及全身皮肤皆发黄如染，腹满，小便不利，口渴，脉缓。病属"黄疸"，治宜利湿退黄；拟茵陈五苓散合栀子柏皮汤：

茵陈蒿 15g　桂枝 10g　茯苓 12g　炒白术 10g　猪苓 10g　泽泻 10g
栀子 10g　黄柏 10g

上8味，以适量水煎药，汤成去渣取汁温服，日2次。

按：《素问·金匮真言论》（四）说："中央黄色，入通于脾。"脾恶湿，湿热郁滞，脾色外现，故见两目发黄，全身皮肤皆发黄。脾失运化津液之用，津液不能上布则口渴，不能下行则小便不利，郁滞于中则

5

腹满。湿遏阳气，血气流行不畅，故脉象见缓。茵陈五苓散合栀子柏皮汤，以白术、茯苓、猪苓、泽泻健脾渗湿，桂枝温化以助水湿之不去，茵陈蒿善退黄疸，用之为君，以祛周身上下之黄，栀子、黄柏苦寒清热。共收利湿清热，消除黄疸之效。药服 6 剂而黄尽，诸症退。

《素问·玉机真藏论》（十九）："肝传之脾，病名曰脾风，发瘅，腹中热，烦心出黄。"王冰注："脾之为病，善发黄瘅……出黄色于便泻之中也。"

《素问·阴阳应象大论》（五）："中央生湿……在藏为脾，在色为黄。"

《素问·五藏生成论》："黄当脾、甘。"

《素问·痿论》（四十四）："脾热者，色黄而肉蠕动。"

《素问·藏气法时论》（二十二）："脾色黄。"

《灵枢·五味》（五十六）："脾色黄，黄为脾。"

《灵枢·五音五味》（六十五）："藏脾，色黄，味甘，时季夏。"

《素问·宣明五气》（二十三）："脾恶湿。"

4. 《素问·阴阳应象大论》（五）

"燥胜则干。""西方生燥，燥生金，金生辛，辛生肺。"

治验案例 患者某，男，60 岁，湖北枣阳某乡镇，经商。1950 年 9 月某日就诊。素有咳血病史，今日突发喘气，呼吸痰促，胸闷不舒，烦躁，口咽干燥，苔薄少津，脉浮细无力。乃肺阴不足，燥热内郁，治宜滋养肺阴，润燥清热；拟方清燥救肺汤：

麦门冬 12g　巨胜子 10g　党参 10g　冬桑叶 10g　炙甘草 10g　石膏 10g　枇杷叶 10g（去毛炙）　杏仁 10g（去皮尖炒打）　阿胶 10g（烊化）

以上 9 味，以水先煎 8 味，待其水减半，取汁，去渣，入阿胶烊化，日 1 剂，分 2 次，温服。

药服 1 剂而喘减，2 剂而喘平。

按：《素问·阴阳应象大论》（五）说："西方生燥，燥生金，金生辛，辛生肺。"是肺之为藏，在五行属金，在六气则主燥。患者有咳血史，肺阴素亏，少遇燥热，则失其清肃之性，肺气逆上，故呼吸急促而喘气。肺气不降，逆浮于上，故胸闷不舒。肺阴亏虚，燥热内郁，无以

上编 经典临床研究

布津，故烦躁而口干燥，苔薄少津。其病在肺，肺位居高，则脉应之而浮；阴液亏少，无以充养血脉，则脉见细而无力，清燥救肺汤方，用党参、麦门冬、巨胜子、阿胶补肺养阴，杏仁、桑叶、枇杷叶润燥解郁降逆，石膏清热以除烦，炙甘草补中培土以生肺金，且调和诸药，使热得以清，燥得以润，肺阴得以滋养，故服 1 剂而喘减，2 剂而喘平病愈。

5.《素问·阴阳应象大论》（五）

"水火者，阴阳之征兆也；阴阳者，万物之能始也。故曰：阴在内，阳之守也；阳在外，阴之使也。"

治验案例 患者某，女，60 岁，住湖北省枣阳市农村，家庭妇女，1950 年 12 月某日就诊。发病已 5 日，卧床不起，时妄言语，语多重复，语声低微，咳嗽唾白色泡沫，小便黄，手足冷，脉微细而浮。先此 2 个月见面颧色红如指头大。乃少阴伤寒，阴盛阳浮，治宜温阳行水，散寒止咳，拟真武汤加减：

制附片 10g　茯苓 10g　白芍 10g　炒白术 10g　干姜 10g　细辛 6g
五味子 8g　炙甘草 10g

上 8 味，以适量水煎药，汤成去渣取汁温服，日 2 次。药服 2 剂而愈。

按：《伤寒论·辨少阴病脉证并治》说："少阴之为病，脉微细，但欲寐也。"所谓"但欲寐者"，病者昏睡，呼之则应，旋又昏睡，今谓为"半昏迷"也。邪入少阴，正气大伤，阳浮于上，神明失守，故其卧床不起，时妄言语，语声低微，微细之脉见于浮象之中。阴寒内盛，正阳被遏，则小便黄而手足冷。寒邪化饮，上逆犯肺，故咳嗽而唾白色泡沫。真武汤方，用附片为君，以复其少阴真阳之功能而消阴寒之邪气；白术健脾培土以制水气；干姜、细辛、五味子止咳，且干姜、细辛气味辛温，可助附片散寒去饮；茯苓、白芍利小便，使附片温阳祛寒后，其毒从小便去之，不留于人体内为害；甘草调和诸药。全方共奏温阳行水，散寒止咳之效。其病此方治之可愈。唯其"两颧色红如指大"之象已见 2 个月，殆非佳兆。《灵枢·五色》（四十九）说："赤色出两颧，大如拇指者，病虽小愈，必卒死。"先父说："年老人无故而两颧发红如指大，为命门相火动摇，活不过一年。"故意其病此方治之虽可愈，而其寿命终不过一年之期也。后果然。

6.《素问·阴阳应象大论》（五）

"东方生风，风生木，木生酸，酸生肝。""风胜则动。"

治验案例 某某，女，36 岁，住湖北省枣阳市农村，农民。1951年农历正月初一夜间就诊。一天前，即腊月三十日大年除夕吃年饭后发病，全身肌肉发麻不已，颇难支持，吐蛔一条，舌苔白薄，脉象沉弦。乃肝郁生风，风木乘土，治宜理肝扶脾，降逆杀蛔，拟吴茱萸汤加味：

吴茱萸 10g　党参 10g　生姜 10g　红枣 4 枚 (擘)　黄连 10g

以水煎服，日 2 次。

按：《素问·阴阳应象大论》（五）说："东方生风，风生木，木生酸，酸生肝。"肝为风木之藏，肝郁则生风，木郁则乘土。风动虫生，虫随木气之乘土而犯胃，胃气逆上，蛔不得安，亦随之上窜于口中而吐出，故其吐出蛔虫一条。胃与脾合，主肌肉，风木乘之，《素问·阴阳应象大论》（五）说"风胜则动"，则脾胃所主之肌肉亦应之而见动象，故其全身肌肉如虫行状而发麻不已。吴茱萸汤方加味，用吴茱萸、生姜降逆祛浊，且生姜配红枣调和脾胃，党参培土补正，加黄连合吴茱萸理肝解郁杀蛔也。药服 2 剂而病愈。

7.《素问·阴阳应象大论》（五）

"心生血。"

治验案例 患者某，女，17 岁，住湖北省随县某镇，学生，未婚。1953 年 2 月某日就诊。2 年来月经未潮，身体较瘦，食欲不旺。近月余病情逐渐加重。现月事不来，形容消瘦，面色萎黄，唇淡不华，食欲不振，心慌心悸，气息微弱，懒于言语，肢体乏力，卧床不起，脉象虚弱细微。病乃心藏衰弱，气血将竭；治宜通阳益气，养液补血；拟炙甘草汤加味：

炙甘草 12g　麦门冬 10g　党参 10g　火麻仁 10g　红枣 4 枚 (擘)　生姜 10g　阿胶 10g (烊化)　生地 10g　桂枝 10g　当归 10g

以上 10 味药，加水适量煎汤，取汁去渣，纳烊化阿胶，日 1 剂，分 2 次温服。

按：心生血而主身之血脉。心藏衰弱，失其生血主脉之用，则血气虚少，无以养心和充实血脉而营养周身，故形容消瘦，面色萎黄，唇淡不华，心慌心悸，气息微弱，懒于言语，肢体乏力，食欲不振而见脉虚弱细微之象。心不能生血，无以充养血脉，冲脉空虚，则月经停止而不潮。炙甘草汤方，以炙甘草为君，资中焦之汁以补益真气，桂枝、党参通阳益气，麦门冬、火麻仁、阿胶、生地、当归增液补血，生姜、红枣和胃调中，以启不振之食欲，资气血化生之源。药服5剂，诸症退而月信至，身体逐渐康复有力，病告愈。

《素问·评热病论》（三十三）："月事不来者，胞脉闭也。胞脉者，属心而络于胞中。今气上迫肺，心气不得下通，故月事不来也。帝曰：善！"

8.《素问·阴阳应象大论》（五）

"风胜则动""肝在窍为目"。

治验案例 患者某，男，3岁。1969年9月初诊。发病已数月，目珠青蓝，手足频频抽搐而两目上窜，舌謇不能语，口干，舌苔黄厚，指纹色青。治用温胆汤加味：

竹茹6g　枳实6g　法半夏6g　茯苓6g　陈皮6g　炙甘草6g　僵蚕5g　天竹黄6g　石菖蒲5g

上9味，以适量水煎药，汤成去渣，取汁温服，日2次。服药2剂，抽搐即止，病告痊愈。

按：肝胆相表里而属风木，其色青，开窍于目，主筋，在变动为握，其病发惊骇。痰热内阻，木郁生风，则目珠青蓝，手足抽搐而两目上窜、舌謇不能语，指纹色青。痰热郁结于内，故舌苔黄厚；阻遏津液不能上布于口舌，故口干。温胆汤加僵蚕、天竹黄、石菖蒲化痰开窍，清热祛风。

9.《素问·阴阳应象大论》（五）

"肺……在变动为咳。"

治验案例 某某，男，60岁，住湖北省荆州市内，某单位职工。1971年10月某日就诊。咳嗽一年多，唾白色稠痰，痰多，易咳出，每咳嗽则小便遗出而湿衣裤，苔白滑，脉濡小。乃湿痰咳嗽，治宜化痰祛湿，降逆止咳，拟二陈汤加味：

制半夏 10g　陈皮 10g　茯苓 10g　炙甘草 10g　干姜 10g　细辛 6g
五味子 8g　款冬花 10g　紫菀 10g　炒白术 10g

以水煎服，日 2 次。

按：《素问·阴阳应象大论》（五）说："肺……在变动为咳。"肺为贮痰之器，痰湿贮肺，肺失正常之用，发生变动而为咳嗽痰多，湿盛而少阳热之化，则其痰为白色而舌苔亦白滑，脉亦濡小。咳嗽则肺气逆上，而不能统摄下焦，则膀胱为之不固，故咳嗽而尿遗出。二陈汤方加味，用陈皮、半夏行气化痰，紫菀、款冬花降逆止咳，干姜、细辛、五味子暖肺止咳，白术、茯苓、甘草补土健脾，燥湿渗湿，以绝生痰之源。湿去痰化，肺气复常，咳止则尿自不遗出。药服 6 剂而病愈。

10.《素问·阴阳应象大论》（五）

"肺主皮毛……在变动为咳。"

治验案例　某某，女，35 岁，荆州某商店营业员。1971 年 12 月 21 日就诊。半月前因产后刮宫受凉发病，经常恶寒，胸部满闷，咽喉疼痛发痒，频频咳嗽而无痰，每咳嗽则小便遗出，饮热则咳嗽减轻，有时喜冷饮，声音嘶哑，口咽干燥，舌苔白而微黄，脉浮而以右脉为显，乃寒邪外束，肺金失鸣，法宜辛温宣发，散寒开郁，用麻杏苏防等药以治之：

麻黄 10g　杏仁 10g　苏叶 10g　防风 10g　荆芥 10g　桔梗 10g　生甘草 10g　前胡 6g

用水适量煎药，汤成去滓，取汁温分再服，一日服 1 剂，药服 2 剂病愈。

按：产后正气失调，稍遇风寒即感而发病。肺居胸中，外合皮毛，风寒外束皮毛而内舍于肺，肺失宣发作用，则经常恶寒、胸满、频频咳嗽、苔白而脉浮。肺主声音，其气壅实，则声音嘶哑。肺能通调水道，咳嗽气逆于上而不足于下，致使膀胱气化失常，脬气不固而遗尿。内虽有郁热，然实由寒束而郁，必待温热始能通，故饮热则咳嗽减轻，胸臆舒畅。其病外寒未衰，内热尚微，治以辛温解表，开肺清热。服药后寒散邪去，郁解阳伸，肺气复常，肺金复鸣而病愈。

11. 《素问·阴阳应象大论》（五）

"风胜则动。"

《素问·宣明五气》（二十三）

"肝为语。"

治验案例 某某，女，3岁，住湖北省天门市农村。1975年12月某日就诊。1个月前发病，开始左侧手足发生抽搐2天，1周后右侧手足又发生抽搐1天。形体较丰，不语，小便黄，舌苔白滑。某大医院诊断为"脑双侧脉管炎"。乃痰浊内郁，肝气阻滞，治宜化痰祛浊，开郁利窍，拟二陈汤加味：

法半夏6g　陈皮6g　茯苓6g　炙甘草5g　石菖蒲5g　僵蚕5g　浙贝5g　当归5g　川芎3g

以水煎服，日2次。

10日后复诊，服上方7剂，似略有效应，仍拟上方加减：

法半夏6g　陈皮6g　茯苓6g　炙甘草5g　炒枳实5g　竹茹6g　石菖蒲5g　浙贝5g　僵蚕5g

以水煎服，日2次。

按： 痰浊郁而生风，《素问·阴阳应象大论》（五）说："风胜则动。"风痰外扰，则手足为之抽搐。《素问·宣明五气》（二十三）说："肝为语。"痰浊阻滞，肝气不宣，故症见不语。痰浊内郁，清阳不化，故小便黄而舌苔白滑。二陈汤方加味，用半夏、陈皮燥湿行气以化痰，浙贝、石菖蒲开郁利窍以祛痰，茯苓、甘草渗湿和中以塞生痰之源，僵蚕祛风痰，风气通于肝，肝藏血，当归、川芎养血活血以理肝而防其生风。药服7剂而略有效应，且未见抽搐之再发，故去当归、川芎之养血活血，而加化痰之竹茹、行气之枳实，以增强其方行气化痰之效，又服20余剂而开始言语，遂于原方改汤为丸续服半年余，其病告愈。

12. 《素问·阴阳应象大论》（五）

"西方生燥，燥生金，金生辛，辛生肺，肺生皮毛。"

治验案例 某某，女，55岁，住武汉市武昌区，干部。1991年4月11日就诊，咳嗽已两年，每于睡眠时入被则咳嗽频频不休，喉咙痒，干咳少痰，小便频数短少色黄，舌苔薄白，脉浮。乃凉燥侵肺，肃降失职，治宜宣肺利水，下逆止咳，拟麻杏二陈汤加味：

炙麻黄 10g　京半夏 10g　茯苓 10g　炙甘草 10g　款冬花 10g　紫菀 10g　陈皮 10g　车前子 15g　泽泻 10g　杏仁（去皮尖炒打）10g

以水煎服，日 2 次。

按：《素问·阴阳应象大论》（五）说："西方生燥，燥生金，金生辛，辛生肺，肺生皮毛。"是肺为燥金之藏，而外合皮毛，故燥邪每易伤肺。然燥与热合则为温燥，与寒合则为凉燥。凉燥留肺，肺气不和，故睡眠入被时，则被褥寒凉之气侵于皮毛而内合于肺，引动肺中凉燥发作，致肺清肃之令不行而其气上逆不已，故其喉咙痒而干咳频频不休，待被褥睡暖而咳已。肺为凉燥所伤，不能通调水道，故小便不利，而见小便频数短少色黄。病在肺，肺合皮毛，故脉浮。麻杏二陈汤方加味，用麻黄、杏仁宣肺散邪，用陈皮、半夏之辛散，以佐麻黄、杏仁宣散之力，且取二者之下气，配紫菀、款冬花降逆止咳，茯苓、泽泻、车前子利小便，以导肺气之下行，甘草和中补土，资中焦之汁以润燥。药服 5 剂而咳已。

13.《素问·阴阳应象大论》（五）

"心生血。"

《素问·脉要精微论》（八十一）

"夫心者，五藏之专精也，目者，其窍也。""夫脉者，血之府也。"

《素问·举痛论》（三十九）

"经脉流行不止，环周不休。"

治验案例　某某，男，62 岁，退休干部，住湖北省武汉市武昌区。1997 年 4 月某日就诊。其人患"心脏病""高血压"已多年，1996 年 3 月又突发"中风"，经中西医药治疗未效。现经常感觉心慌心悸，头目昏暗，右侧上下肢无力而活动不灵，右脚踏地如履棉花之上而无实感，长期失眠，唯赖吞"安眠药"以为睡，舌苔薄白，脉结甚，数至一止，或十数至一止。病乃血气瘀滞，心神不宁，肝风内动，肢体失养，治宜活血破瘀，疏肝利气，方用血府逐瘀汤加味：

生地 15g　当归 12g　川芎 10g　赤芍 10g　红花 10g　桔梗 10g　柴胡 10g　炒枳实 10g　川牛膝 10g　炙甘草 10g　桃仁（去皮尖炒打）10g

制香附 10g

上药 12 味，以水适量煎药，汤成去滓，温分再服，日服 2 次，每日服 1 剂。服近 200 剂，诸症消失，遂以原方改汤为丸，嘱其续服。

方：生地 150g　当归 120g　川芎 100g　赤芍 100g　红花 100g　桔梗 100g　炒枳实 100g　柴胡 100g　炙甘草 100g　川牛膝 100g　制香附 100g　党参 100g　桃仁 100g（去皮尖炒打）

上药 13 味，共研细末，过筛，炼蜜为丸，每服 10g，一日服 3 次，开水送下。

上方药丸，患者服用至 2000 年 12 月，睡眠恢复正常，诸症咸退，身体康复，嘱其坚持锻炼持之以恒，希勿间断，停止服药。

按：《素问·阴阳应象大论》（五）说："心生血。"《灵枢·营卫生会》（十八）说："血者，神气也。"《灵枢·大惑论》（八十）说："心者，神之舍也。"心主血藏神而赖血以濡养。今血液瘀滞，失去正常流动之性而不能濡养于心，心失血养则无法安宁而神不归舍，故心慌心悸而长年失眠。《素问·解精微论》（八十一）说："夫心者，五藏之专精也，目者，其窍也。"《灵枢·大惑论》（八十）说："目者，心之使也。"心神失守则难以司窍而使目，目不为心神之所使，故头目为之昏暗，而视物不审。血主于心而藏于肝。肝藏血，为风木之藏，其性喜条达，今血液瘀滞则肝不能条达而木气为之郁，木郁则风生，肝风内动，风邪循虚而犯，并彻于身半之上下，则身半之经络阻滞不通。无血以濡养其身半之形体，故见其右半身不遂，活动不便。《素问·脉要精微论》（十七）说："夫脉者，血之府也。"《灵枢·经水》（十二）说："经脉者，受血而营之。"《素问·举痛论》（二十九）说："经脉流行不止，环周不休。"瘀血停滞，阻碍血脉正常流行，致血脉流行不相连续，故脉见"结"象，脉动而时见一止也。治以血府逐瘀汤，方用生地、当归、川芎、赤芍为四物汤以养血活血，红花、桃仁以行血破瘀，柴胡疏肝解郁，川牛膝入肝祛风，桔梗、枳实疏利气机，甘草调和诸药，加香附以行血中之气，助行血破瘀之力，更利于瘀血之消除。共奏活血破瘀、疏肝利气之效。其药服 10 余剂后，即渐能入睡，坚持服药数 10 剂，失眠虽时有反复，但诸症好转，坚持服药近 200 剂，则诸症消失，只尚待恢复和巩固。遂将原方改汤为丸，以其为病日久，特加党参助正而促其体质之康复。

14.《素问·阴阳别论》（七）

"阴虚阳搏谓之崩。"

治验案例 患者某，女，32岁，住湖北省枣阳农村，1950年11月某日就诊。发病3天，非经期下血不止，时多时少，多则如崩，血色淡红。心慌，全身乏力，手足不温，面色白，舌质淡，脉见动象。乃冲任失调，血海不固，病属"血崩"。治宜养血止血，佐以固气，拟胶艾汤加味：

生地18g　当归10g　川芎10g　干艾叶10g　甘草8g　白芍10g　党参10g　炒白术10g　炙黄芪10g　黑姜炭10g　阿胶10g（烊化）

以水煎服，日2次。

药服2剂，下血即止。

按：《灵枢·五音五味》（六十五）说："冲脉，任脉，皆起于胞中。"而冲脉为血海。冲任损伤，失于调和，血海不固，则下血不止，或滴沥不断而为"漏下"，或血出如涌而为崩中。血失多，则无以营养周身，故面白无华而舌质淡。血为气之府，血少则无以载气而气亦衰损，故心慌，全身乏力。阳气不充于四肢，则手足不温。阳气无阴血为偶，则独动于中，故脉见于关部厥然动摇而为"动"象。方用生地、阿胶补血止血；艾叶暖胞宫、和冲任以增强止血之效；当归、川芎、白芍养血活血以导阴血归经；干姜炒炭，变辛为苦，止血而不动血。加党参、白术、黄芪者，乃本"血脱者固气"之法，益气而摄血也。

15.《素问·灵兰秘典论》（八）

"大肠者，传导之官，变化出焉。"

治验案例 患者某，男，29岁，住湖北省枣阳市农村，农民。1950年10月就诊。发病2天，大便秘结。时欲大便而不得，左少腹有块状物移动疼痛，时向左侧胁腰部冲击，痛苦万状，小便黄，口舌干燥，脉缓。此乃肠胃燥结，传导失职；治本"通则不痛"之理；拟大承气汤方：

炒厚朴12g　炒枳实10g　芒硝10g　大黄10g（酒洗）

上 4 味，以适量水先煎前 2 味，待水减半加大黄微煎，去渣取汁，加芒硝于药汁中烊化，搅匀温服，日 2 次。

第二天复诊，服上方 1 剂，未见稍效，大便仍秘结不通，细审之则见其脉有涩象，改拟清燥救肺汤：

黑芝麻10g　党参10g　麦冬10g　霜桑叶10g　炙甘草10g　石膏10g

炙枇杷叶10g（去毛尖）　杏仁10g（去皮尖炒打）　阿胶10g（烊化）

上 9 味，以水先煎 8 味，汤成去渣取汁，纳阿胶于药汁中烊化温服，日 2 次。

按：《素问·灵兰秘典论》（八）说："大肠者，传导之官，变化出焉。"大肠燥甚，津液亏少，无以濡润肠道，则大便坚干不得出，而为大便闭塞不通，气结滞于内，不能下行，不能行而欲行。欲行而又不能行，故左少腹有块状物移动疼痛。气不下通则向后，故其疼痛时冲击胁腰之部。津液不足，则见尿黄、口舌干燥而脉见缓涩。唯其大便闭塞不通，故患者痛苦万状。治初本"通则不痛"之理，径与大承气汤以通便攻下，奈其津液枯少，徒事攻下无益也，遂改为清燥救肺汤方，用黑芝麻、阿胶、麦冬养阴救液，党参益气补肺生津，石膏、霜桑叶清燥滋干，杏仁、枇杷叶以复肺之清肃下降功用，甘草调和诸药。共奏养阴、增液、补肺、清燥之效，以复肺藏敷布津液和肃降之职。《灵枢·本输》（二）说："肺合大肠。"《华氏中藏经》卷上第二十九说："大肠者，肺之府也。"肺与大肠相表里，同主燥金，此治肺即所以治大肠，乃府病治藏之一例也。药服 1 剂则便通痛止而病愈。

16.《素问·灵兰秘典论》（八）

"胆者，中正之官，决断出焉。"

治验案例　患者某，男，20 岁。数年前曾发狂证多日，1966 年 11 月其病复发，狂走妄行，善怒，甚至欲持刀行凶。同年 12 月 5 日就诊于余。见其哭笑无常，时发痴呆，伴头昏、耳鸣、失眠、多梦、心悸、两鬓有掣动感，两手震颤，渐然畏寒，四肢冷，面部热，口渴喜饮，大便秘结。唇红，苔白，脉弦细数。治以柴胡加龙骨牡蛎汤去铅丹：

柴胡12g　黄芩10g　法半夏10g　党参10g　生姜10g　大枣3枚（擘）

桂枝10g　茯苓10g　龙骨12g　牡蛎12g　大黄8g

上 11 味，以适量水煎药，汤成去渣取汁温服，日 2 次。服药 4 剂，狂止症退，改以温胆汤加味：

竹茹 15g　茯苓 10g　炒枳实 10g　陈皮 10g　龙骨 12g　法半夏 10g（打）　牡蛎 12g　炒枣仁 10g　石菖蒲 8g　龟板 10g　炙甘草 8g

上 11 味，以适量水煎药，汤成去渣取汁温服，日 2 次。服药数剂，其病痊愈，至今未复发。

按：《素问·灵兰秘典论》（八）说："胆者，中正之官，决断出焉。"《灵枢·九针论》（七十八）说："胆为怒。"胆实痰郁，失其中正之用，无以正常决断，则善怒，甚则欲持刀行凶。胆主筋，司运动，其脉行于头面两侧，绕耳前后，故其狂走妄行，两手震颤，两颞有掣动感而头昏、耳鸣。肝藏魂，胆为肝之府而为肝用，故失眠多梦。胆气通于心，心神失宁，故其哭笑无常，时发呆痴而心悸。胆气郁而不伸，其阳郁结于内，则面部热、口渴、大便结、唇红、脉弦细数。其阳不达于外，则四肢冷而渐然畏寒。柴胡加龙骨牡蛎汤升发胆气、化痰定神明。服药后怒止症退，再以温胆汤加龙骨、牡蛎、石菖蒲利窍化痰安神而收功。

《素问·灵兰秘典论》（八）

"胆者，中正之官，决断出焉。"

"心者，君主之官，神明出焉。"

治验案例　某男，40 岁，加拿大针灸诊所通电话治疗。患者常年焦虑，多梦失眠。一周前夜里初醒觉心慌，清醒稍减轻，四肢关节酸软无力，头两颞部发紧，口苦口干，便秘，小便短黄，舌苔根部厚腻，中前部有少许裂纹，病乃形体不和，神志失常，治宜和解形体，安定神志，以柴胡加龙骨牡蛎汤为治：

柴胡 15g　桂枝 8g　党参 8g　茯苓 10g　生姜 8g　法半夏 10g　红枣 3 枚（擘）　龙骨 10g　煅牡蛎 10g　黄芩 10g　大黄 10g（后下）

以水煎服。

按：《素问·灵兰秘典论》（八）说："胆者，中正之官，决断出焉。"胆气通于心，而《素问·灵兰秘典论》（八）说："心者君主之官，神明出焉。"胆失决断之能而心亦不出"神明"之用，则人常年焦虑不安，多梦失眠，且时而心慌。关节乃机关之室，为真气所过，血络所游之处，血气不周于机关之室，则四肢关节酸软无力。其"头两颞部发紧"者，颞在何所？《玉篇·页部》说："颞，仁涉切，在耳前口颞。"上有一穴位。《针灸甲乙经》卷三第十说："悬颅，在曲周颞颥中，足少阳脉气所发。"今少阳胆气不和而受阻，不营于额两侧之颞部故颞部发紧。其口干，便秘，小便短黄等，皆为里有邪热所致。方用柴胡加龙骨牡蛎汤去铅丹：柴胡、黄芩以通表里，党参、半夏辅之，生姜、大枣通其津液，龙骨、牡蛎收敛神气，安定神志，茯苓利小便而行津液，大黄通便以逐里热，桂枝行阳气而逐诸邪，共奏和解形体、安定神志之效。去铅丹者，以其不能溶解于水也。服药二剂而病愈。

17. 《素问·灵兰秘典论》（八）

"脾胃者，仓廪之官，五味出焉。"

治验案例 患者某，男，51岁，住武汉市武昌区，某高等学校教工。1976年10月某日就诊。胃痛3年余，每于饥饿时则发生隐痛，即每天上午10时多，下午4时多和夜间发生胃痛，稍进饮食则痛已，大便常有不尽感，曾有一段时间为黑粪、小便黄，多说话则感累，易疲劳，苔薄白，脉虚。近2个月来因讲课劳累而胃痛加剧，经某医院钡餐透视检查，诊断为"胃下垂"和"十二指肠球部溃疡"。乃中气衰弱，胃脉郁滞，发为"胃痛"，治宜益气补中，活血行痹，拟方五味异动散加味：

党参10g 茯苓10g 炒白术10g 陈皮10g 生姜3g 炙甘草10g 当归10g 白芍10g

上8味，以适量水煎药，汤成去渣取汁温服，日2次。每日以糯米煮稀饭吃。

按：《素问·灵兰秘典论》（八）说："脾胃者，仓廪之官，五味出焉。"《灵枢·胀论》（三十五）说："胃者，太仓也。"胃主受纳五谷，故曰"太仓"。仓廪是要盛谷的，仓廪空虚，非佳兆也，饥饿将随之矣。中焦不足，胃气衰少，求救于食，故每于饥饿时发生胃痛。稍进饮食则痛止。中气虚少，不胜劳作，故肢体易于疲劳；少气不足以送便，故大便常有不尽感；气虚无力以运行血液，血液瘀滞，故大便色黑。中气虚少，不足以供言语之用，久语则伤气，故多说话则感累。气不化则小便黄，气亏损则脉虚。此气虚夹瘀，以五味异功散加味，用党参、白术、茯苓、炙甘草为"四君子汤"益气补中，生姜和胃，当归、白芍活血行痹；陈皮行气，一以防补药之壅，一以助活血之用。糯米稀饭，甘温益气，功补脾胃。共奏益气活血之效。药服 30 剂，糯米稀饭连吃 2 个月，后又断断续续吃数月，共吃糯米稀饭半年多，胃痛告愈，至今未复发。

18.《素问·灵兰秘典论》(八)

"脾胃者，仓廪之官，五味出焉。"

治验案例 某某，男，6 岁，住武汉市，干部之子。1992 年 6 月某日就诊。其父代诉：一直精神不好，食欲差，牙龈时常出血，身体常见有青紫色斑块，按之无痛感，面色萎黄。此乃脾藏虚弱，失于统血，而病"紫癜"。治之宜补脾培土，复其统血功用。借归脾汤方一用：

炙黄芪 8g　党参 8g　茯神 8g　炒白术 8g　远志 6g　当归 8g　广木香 3g　炙甘草 8g　龙眼肉 8g　酸枣仁 8g（炒打）

以水煎服，日 2 次。

按：《素问·灵兰秘典论》(八) 说："脾胃者，仓廪之官，五味出焉。"脾胃为人身后天之本，气血生化之源。脾藏虚弱，不能运化水谷，则食欲差，因而气血不足，无以充养形神，故精神不好而面色萎黄。脾主统血，脾虚，失其统血之用，血遂妄行，出于齿龈和皮下，形成齿衄和紫癜之症。方用黄芪、党参、白术、甘草培土补脾，当归、龙眼肉养血活血，远志、酸枣仁、茯神补心宁神，法"虚则补其母"也。少用木香行气，以防诸补药之壅。诸药合用，以归其脾藏之所固有，而复其统血之权。药服 6 剂病愈。

19.《素问·灵兰秘典论》(八)

"脾胃者，仓廪之官，五味出焉。"

治验案例 某某，女，10 岁，学生，侨居国外某地，随其母回国探亲，2003 年 12 月 30 日晚就诊。上午到大街吃"肯德基"，下午发生脐周腹痛，有胀感，时轻时重，按之痛甚，但腹部柔软，大便泻下五、六次，时为白色黏沫而泄利不爽，舌苔薄白，乃脾虚食滞，中焦升降失调，治宜温中补脾，佐以调气，方用理中汤加味：

炒白术 8g　党参 8g　干姜 8g　炙甘草 6g　广木香 5g

上 5 味，加水适量煎药，汤成去滓，温分再服。一服病愈。

按：《素问·灵兰秘典论》（八）说："脾胃者，仓廪之官，五味出焉。"人体胃主受纳和腐熟水谷，脾主消磨水谷和转输水谷化生的精微于四旁，王冰注谓"营养四旁，故云五味出焉"者也。患儿脾胃素弱，中阳不足，其消磨功能欠健壮，今食鸡肉不多而相对过量，遂停滞于中而不化，阻遏气脉流通，气机不利，故脐周腹痛而按之痛甚，然终非所食鸡肉太过，故腹脐虽痛而按之加甚，但腹部仍显柔软而舌苔见薄白。食滞脘腹，有伤于脾，《金匮要略·呕吐哕下利病脉证并治》说："脾伤则不磨。"脾气受伤，郁而下陷，故大便泄利五、六次，且时为白色黏沫而泄利不爽，其显为气机滞涩使然。病为食滞，脐周痛胀拒按而腹部柔软，且上不见噫腐吞酸，下则泄利大便无臭气，是则脾阳虚衰而食滞不甚，治之扶正则邪自去，温中阳则食滞自化也，方用理中汤加味，以人参、甘草补脾益气，白术培土健脾，干姜温中助阳，加广木香行气以利气机，合之以奏温暖脾胃、恢复气机升降、化除郁滞之效。此不治食滞而治食滞之法，正所谓"治病必求于本"也，故 1 剂而病愈。

20.《素问·六节藏象》（九）

"肾者，主蛰，封藏之本，精之处也。"

《素问·上古天真论》（一）

"肾者之水，受五藏府之精而藏之"。

治验案例　某女，约 40 岁，农民，家住房县农村。发病一周，每天前阴流出白崩一摊，面色萎黄，全身无力，食欲不振，苔薄白，脉细。病乃肾气失其封藏之职，津血化为白崩流出前阴。治宜温涩而收以复肾藏封藏之用，自拟方菝葜独行汤为治：

鲜菝葜 60g

以水煎服，每日一剂，温服。

按：《素问·六节藏象论》（九）说："肾者，主蛰，封藏之本，精之处也。"《素问·上古天真论》（一）说："肾者主水，受五藏六府之精而藏之。"《灵枢·九针论》（七十八）说："肾藏精志也。"过劳则伤肾，肾伤则失其封藏之职，精血则化为白崩而从前阴流出，是故曰前阴流白崩一摊，精血不养于形体，故面色萎黄，全身无力，菝葜独行汤为足厥阴少阴药，气温味酸，性涩而收，故服药十余剂而其病遂愈。

21.《素问·五藏生成》（十）

"足受血而能步。"

《素问·离合真邪论》（二十七）

"寒则血凝泣。"

治验案例 某某，男，42 岁，湖北省枣阳市某区镇小学职工。1974 年 4 月某日就诊。发病半年多，久治未效。左足疼痛，艰于行走，每行十几步则左足胫跗部即疼痛难忍，必须蹲下以手捏揉之始缓解，起而行走十几步又如是，且其足常感麻木，脉迟而涩。乃瘀血阻滞，经络不通，治宜活血化瘀，疏通经络，拟桃红四物汤加减：

当归15g　川芎10g　赤芍10g　制乳香10g　制没药10g　桂枝10g
红花10g　桃仁10g（去皮尖炒打）　制香附10g　穿山甲10g（炮）

以水煎服，日 2 次。

按：《素问·五藏生成》（十）说："足受血而能步。"又《素问·离合真邪论》（二十七）说："寒则血凝泣。"血中温气不足，血气瘀滞，阻塞经络不通，血气流行不畅，故见稍事行走则胫跗部即疼痛难忍。揉捏患部，则其血流稍畅，故又可起而行走，然瘀滞未除，稍行则又痛。血脉不能荣养于足，故其常感麻木。病乃血瘀所致，故其脉见迟而滑之象。桃红四物汤方加减，用当归、川芎、赤芍行血化瘀，红花、桃仁、穿山甲活络通经，没药、乳香祛陈瘀、止疼痛，桂枝入血分通阳散寒，香附行血分之气，以助诸药之除瘀。药服 10 多剂而行走复常，疼痛麻木皆消失。

22.《素问·脉要精微论》（十七）

"胃脉实则胀，虚则泄。"

治验案例 某某，女，66 岁，枣阳市某小学退休教师。2004 年 9 月 22 日来诊。素有胃病，时发饥饿性疼痛，今年三月发生大便带白色冻子，下坠，左少腹隐痛，易失眠，舌边缘有齿印，苔白，脉沉而无力。乃脾胃虚寒，气行郁滞，津液凝为白色冻子，随便而下，宜温补脾胃，佐以行气，治用理中汤加味：

党参 12g　炒白术 12g　干姜 10g　炙甘草 10g　广木香 8g　当归 12g
桂枝 10g　红枣 2 枚（擘）　生姜 3g

用水适量煎药，汤成去滓，取汁温分再服，一日服 1 剂。

二诊：10 月 20 日，患者来电话称，上方服 10 剂。大便带白冻子已消失，唯停药后大便又带白冻子，仍拟理中汤加味：

党参 10g　炒白术 10g　干姜 10g　炙甘草 10g　茯苓 10g　厚朴 10g
陈皮 10g　法半夏 10g　当归 12g　白芍 10g　煨诃子 10g

按：桂枝养血通阳以止肝害，红枣、生姜和其脾胃。药服 10 剂而下利白色冻子之症已止，唯病深而其根未拔，停药后则下利白色冻子又发，仍然以理中汤，党参、白术、干姜、炙甘草温补中阳，加厚朴、陈皮行气导滞，法半夏、茯苓渗湿而化痰浊，当归、白芍养血和肝以止脾害，煨诃子收涩以止其下利而助温补中阳之不逮。药服 5 剂而痊愈，至今未复发。

23.《素问·平人气象论》（十八）

"目黄者曰黄疸。"

《素问·藏气法时论》（二十二）

"脾色黄。"

治验案例　患者某，女，4 岁，住武汉市武昌区阅马场。1963 年某日就诊。黄疸发病已 2 日，一身尽黄，色鲜明如橘子之色，两目珠色黄，腹满，大便干燥，小便黄而少，舌黄。乃湿热郁结，热重于湿，发为黄疸；治宜利湿泄热退黄，拟方茵陈蒿汤加味：

茵陈蒿 12g　大黄 6g　黄柏 6g　栀子仁 6g　黄芩 4g　茯苓 5g

上 6 味，以适量水先煎茵陈蒿，待水减去 1/3 时，下余药再煎，取汁温服，日 2 次。

按：《素问·藏气法时论》（二十二）说："脾色黄。"湿热内郁，熏蒸于脾，脾色外现，则一身面目尽黄，且舌亦为之变黄。脾失转输之职，故腹满。湿热熏蒸而热甚于湿，故大便干燥，小便短少而色黄。茵陈蒿汤加味，用茵陈蒿、黄柏退黄疸，大黄通便调中，且大黄、黄柏与栀子、黄芩皆为大苦大寒之品，用之以泄热燥湿，茯苓利小便，以助其黄从小便而出。药服 2 剂，黄疸退而腹满消，其病渐愈。

24.《素问·平人气象论》（十八）

"面肿曰风。"

治验案例 患者某，男，42 岁，湖北省来凤县农民，1967 年夏月某日就诊。发病已 3 天，初起头面部浮肿，延及四肢，继而全身肿胀，皮肤颜色无异常，肿胀之处皆发痒，搔之则皮肤现红痕，苔薄，脉浮。乃风邪壅遏于肌肤使然，治以疏风散邪，拟荆防败毒散方：

荆芥 10g　防风 10g　茯苓 10g　川芎 8g　羌活 10g　独活 10g　柴胡 10g　前胡 10g　炒枳壳 10g　桔梗 10g　炙甘草 8g

上 11 味，以适量水煎药，汤成去渣取汁温服，日 2 次。

按：《素问·平人气象论》（十八）说："面肿曰风。"风邪壅于肌肤，肌肤气机不利，故身体为之肿胀。《伤寒论·平脉法》说："风强则……身体为痒。"故其肌肤肿胀而瘙痒。治用荆防败毒散方，以荆芥、防风、羌活、独活、川芎祛风，取柴胡、前胡入肝胆，一升一降以散周身之邪，枳壳、桔梗疏利气机，以助宣散风邪，茯苓、甘草健脾和中，且甘草调和诸药。患者服药 1 剂，其病告愈。

《素问·阴阳应象大论》（五）："风气通于肝。"

《素问·生气通天论》（三）："因于气，为肿。"

25.《素问·平人气象论》（十八）

"结阴者，便血一升，再结二升，三结三升。"

治验案例 患者某，女，33 岁，住湖北省江陵县农村，教师。1971 年 10 月某日就诊。发病半月，大便下血，血色鲜红，全身乏力，少气，口唇淡，面色㿠白，脉虚弱。乃络脉损伤，血出后阴；治宜养血行血止血，佐以益气；借用胶艾汤加味：

生地 18g　当归 10g　炙甘草 10g　川芎 10g　白芍 10g　炒白术 10g　党参 10g　干艾叶 10g　炙黄芪 10g　阿胶 10g（烊化）

上 10 味，以适量水先煎前 9 味，汤成去渣取汁，纳阿胶于药汁中烊化，搅匀温服，日 2 次。

按：《灵枢·百病始生》（六十六）说："起居不节，用力过度，则络脉伤……阴络伤则血内溢，血内溢则后血。"阴络损伤，血溢络外，自后阴漏泄而出，是为大便下血。血虚少则无以华色，故口唇淡而面色㿠白。血为气之府，有载气之用，血虚则气失其载，亦为之不足，故见少气而全身乏力。气血不足，则脉见虚弱。借用胶艾汤方滋阴补血，止血活络，导血复行于经络。《素问·生气通天论》（三）说："阴者藏精而起亟也，阳者卫外而为固也。"加党参、黄芪、白术益气而固血，以血为阴而气为阳也。

《素问·平人气象论》（十八）："结阴者，便血一升，再结二升，三结三升。"

《素问·生气通天论》（三）："阴者藏精而起亟也，阳者卫外而为固也。"

26.《素问·平人气象论》（十八）

"已食如饥者，胃疸（当作瘅）。"

治验案例 某某，男，36岁，住湖北省枣阳市农村，干部。1973年5月就诊，胃病已两年，每于饥饿时发生疼痛，且有灼热感，喜按，稍进饮食则缓解，大便干，小便黄，口咽干燥，苔薄黄，脉细数。病乃虚热胃痛，治宜甘寒养阴，拟方如下：

生地15g　山药10g　石斛10g　玉竹10g　沙参10g　麦冬10g　薏苡仁10g　莲子肉10g　芡实10g　生甘草8g

以水煎服，日2次。

按：胃阴不足，阳失所和，则生虚热。虚热灼胃，饥则转甚，故胃饥饿则疼痛而感灼热。胃中无滞，故按之不痛。饮食有益于虚，故稍进饮食则疼痛即缓解。阴虚有热，则见大便干、小便黄、口咽干燥而舌苔薄黄、脉细数。方用生地、山药、石斛、玉竹、沙参、麦冬以养胃阴，芡实、薏苡仁补益脾胃，莲子肉、生甘草以清解心胃虚热，共奏养阴清热之效。药服10多剂而病遂已。

27.《素问·三部九候论》（二十）

王冰注："位无常居，物极则反也。"

治验案例 某某，男，4岁，住湖北省枣阳市农村，1951年3月某日就诊。3天前患儿两耳下方开始出现红色小疹点，继而面颊、胸背以致全身出现麻疹，咳嗽，身热，口渴，中午突然发生全身麻疹隐没不见，色变紫黑，烦躁，气息喘急，鼻翼煽动，神识不清，口鼻干燥，舌苔黑黄，指纹紫黑前达命关。乃热毒盛极，麻疹内隐，治之宜急泻热解毒，促疹外现，拟方黄连解毒汤加味：

黄连 6g　黄柏 6g　黄芩 6g　栀子 6g（打）　升麻 5g　芦根 15g

以水煎服，日 2 次。

按：麻疹为热毒发于肺胃，症及血分，故症见发热，口渴，咳嗽，全身皮肤出现红色疹点如麻粒，是则称之曰"麻疹"。麻疹见之于皮肤，乃热毒外出之象。其常于三日内，循耳下、面颊、胸背、全身之内陆续出全，疹色以红活为顺，而后又于三日依次逐渐消退。其热毒极盛，气血不清，无以导邪毒外出于皮肤，则麻疹隐没，色变紫黑。热毒内盛，则口鼻干燥，舌苔黑黄，且指纹紫黑达命关。热扰心神，故烦躁不安而神识不清。热毒伤肺，肺气欲绝，故气息喘急而鼻翼煽动。其病势已危，宜急以大剂，泻火热之邪毒，促麻疹之外现。黄连解毒汤方加味，黄连、黄柏、黄芩、栀子大苦大寒以泻其火热盛之邪，加升麻、芦根解毒清热，且复肺气。药服一次后，麻疹旋即尽出于皮肤，色红疹全，气平神清。麻疹遂应期消退而病痊愈。

28.《素问·藏气法时论》（二十二）

"肝苦急，急食甘以缓之。""肝欲散，急食辛以散之。"

治验案例　某某，男，1 岁半，湖北省随州市某镇小学教师之小孩。1952 年 9 月某日就诊。发病已数天，两眼泡肿大如桃，尤以上眼胞为甚，色泽光亮，呈水样肿，两眼睁开困难，疼痛，哭叫不止，服眼科药未效。乃肝郁乘脾，水湿不化，治宜条达肝木，健脾祛湿，借用逍遥散方以治之：

当归 6g　白芍 6g　柴胡 6g　炒白术 6g　茯苓 6g　生姜 2g　薄荷 2g
炙甘草 5g

以水煎服，日 2 次。

按：《灵枢·脉度》（十七）说："肝气通于目。"又《五阅五使》（三十七）说："目者，肝之官也。"是目为肝之窍。然目之眼胞则为"肉轮"而为脾所主。肝气郁结，失其条达之性，乘侮脾土，则脾不能运化津液，致水湿结聚，而症见肝窍为脾所主之眼胞水肿光亮。阴湿壅塞，气机不通，故睁眼困难而疼痛。逍遥散方，用当归养血和肝，白芍除痹平肝，柴胡疏肝以利气机。《素问·藏气法时论》（二十二）说："肝苦急，急食甘以缓之。"又说："肝欲散，急食辛以散之。"用甘草之甘以缓肝之急迫，用少许生姜、薄荷之辛散以遂肝条达之性。《金匮要略·藏府经络先后病脉证》说："见肝之病，知肝传脾，当先实脾。"用白术、茯苓实脾利水，一以止肝邪之犯，一以除水湿之邪。药服 1 剂而眼肿消退，疾病获愈。

29.《素问·藏气法时论》（二十二）

"肺病者，喘咳上气。"

治验案例　某某，男，65 岁，住武汉市珞珈山，某大学教授。1994 年 1 月 6 日就诊。1 个月前发生感冒，经某医院治疗，寒热等症退而咳嗽至今不已，且唾白色稠痰，咽喉痒，汗出，微渴，大便干，苔白薄，脉沉。乃痰结肺逆，郁而化热，治宜化痰止咳，清泻燥热，拟款菀二陈汤加味：

款冬花10g　紫菀10g　陈皮10g　法半夏10g　炙甘草10g　茯苓10g
天门冬10g　黄芩10g　桔梗10g　大贝母10g　枇杷叶10g（去毛炙）

以水煎服，日 2 次。

按：肺合皮毛，在变动为咳。风寒侵袭于皮毛，从其所合而内入于肺，则皮毛之寒热等症退，而肺气上逆之咳嗽不已。其无形之寒气入肺，致肺气郁结，遂化生有形之稠痰随咳而出，故其咳唾白色稠痰。肺气逆上，不布于皮毛，皮毛不固，则咳而汗出。肺失清肃之用，阳气郁而不行，遂化生燥热，以致症见咽喉发痒，微渴而大便干。病邪入里，故脉见沉象。款菀二陈汤方加味，用半夏、陈皮、大贝、桔梗化痰止咳，茯苓渗湿健脾以除生痰之源，紫菀、款冬花、枇杷叶下降肺逆，以复肺气之肃降，而增半夏、陈皮等止咳之效，天门冬、黄芩清泻燥热，炙甘草调和诸药。药服 5 剂而病痊愈。

30.《素问·藏气法时论》（二十二）

"肺欲收，急食酸以收之，用酸补之，辛泻之。"

治验案例　某某，女，66 岁，枣阳市某小学退休教师。2004 年 12 月 26 日就诊。发病已 3 个月，咳嗽，唾白色泡沫痰，躺下则喉中有痰鸣声，坐起则消失，经某医院检查，诊断为"慢性气管炎伴轻度肺气肿"，用"先锋霉素"等消炎未效，且引起胃不舒、食欲不振。乃寒饮侵肺，肺失和降，治宜散寒逐饮，降逆止咳，以款菀二陈汤加味：

款冬花 12g　　紫菀 12g　　茯苓 10g　　法半夏 12g　　陈皮 10g　　干姜 10g　　炙甘草 10g　　五味子 8g　　细辛 6g

用水适量煎药，汤成去滓，取汁温分再服，一日服 1 剂，药服 3 剂病愈。

按：肺居胸中，主肃降之令，外合皮毛，在变动为咳。《灵枢·邪气藏府病形》（四）说："形寒寒饮则伤肺。"寒饮侵肺则肺伤而气逆，上为咳嗽，唾出白色泡沫痰。入卧则肺叶不能正常布护而息道转狭，喉咙遂闻痰鸣之音，坐起则肺布叶举而息道转舒，喉间痰鸣音消失。用"二陈汤"法半夏、陈皮、茯苓、炙甘草逐饮邪，加款冬花、紫菀降肺逆，《素问·藏气法时论》（二十二）说："肺欲收，急食酸以收之，用酸补之，辛泻之。"干姜、细辛辛温散寒，配以五味子逐"肺之饮"，酸收而止咳嗽。共奏散寒逐饮、降逆止咳之功效。故药服 3 剂而病愈。

31.《素问·宣明五气》（二十三）

"膀胱不利为癃，不约为遗溺。"

治验案例　患者某，男，36 岁，住湖北省江陵县农村，农民。1971 年 2 月就诊。发病 1 年余，小便黄，次数多，排尿常中断，尿中偶有细砂粒排出，小腹满，口渴，苔薄白，脉数。病属石淋，或曰砂淋，治宜利水排石，拟五苓散加味：

炒白术 10g　　茯苓 12g　　猪苓 10g　　海金砂 30g　　泽泻 10g　　桂枝 10g　　金钱草 30g　　滑石 10g　　瞿麦 10g　　车前仁 15g

上 10 味，以适量水煎药，汤成去渣取汁温服，日 2 次。

按：《素问·灵兰秘典论》（八）说："三焦者，决渎之官，水道出焉。膀胱者，州都之官，津液藏焉，气化则能出矣。"三焦决渎失职，水道不利，而水蓄结于膀胱，阳气受阻，郁而化热，气化无能，证见小便黄，口渴而脉数。郁热煎熬水中滓质结为砂石，贮之膀胱，小便时膀胱中砂石随尿而下，其细小砂粒则或随尿排出体外，故尿中偶有细砂粒排出；稍大砂石随尿下至膀胱出口处则堵塞其尿窍，故小便常中断。因每次排尿皆不尽，故见小腹满而小便次数多。治用五苓散加味化气行水以排砂石，以白术培土制水，茯苓、泽泻、猪苓利小便行蓄水，然非气化则膀胱蓄水不能行，故用桂枝通阳以助气化。加金钱草、海金沙、车前仁、滑石利水而排砂石，加瞿麦之利窍，更有助于砂石之排出。药服6剂，砂石出于尿道下端，能见面未出，茎端胀痛难忍，至某医院外科，以镊子夹出四五粒约黄豆大砂石，病遂愈。

《素问·灵兰秘典论》（八）："三焦者，决渎之官，水道出焉。膀胱者，州都之官，津液藏焉，气化则能出矣。"

32.《素问·宣明五气》（二十三）

"肾恶燥。"

《素问·藏气法时论》（二十二）

"肾苦燥，急食辛以润之。"

治验案例 某某，女，38岁，住湖北省枝江县（现枝江市）农村，农民。1971年10月某日就诊。发病1个月余，口渴引饮，随饮随小便，一日夜饮十五六次开水，小便频数而尿长色清，心烦，脉虚数，某医院诊断为"尿崩症"，服中西药多日均未获愈。乃津液不化，发为"消渴"之病，治宜滋阴助阳，化生肾气，拟肾气丸加味：

生地 20g　山药 20g　枣皮 10g　茯苓 10g　丹皮 10g　泽泻 8g　肉桂 3g　附片 3g　天花粉 20g

以水煎服，日2次。

三日后复诊，服上方3剂，未见效，诸症依然如故。改拟《千金》治渴利之方，以滋燥除热为治：

地骨皮 15g　麦门冬 12g　小麦 15g　淡竹叶 10g　茯苓 12g　天花粉 20g　甘草 10g　红枣 10枚（擘）　生姜 10g

以水煎服，日2次。

按：《金匮要略·消渴小便不利淋病脉证并治》说："男子消渴，小便反多，以饮一斗，小便一斗，肾气丸主之。"彼首揭"男子"二字，其为房劳伤肾所致之消渴无疑。房劳伤肾者，则当见腰痛一症，此未见腰痛，则非肾气丸之治，故服之三剂而无效。考《素问·宣明五气》（二十三）说："肾恶燥。"燥热伤肾而肾居下焦，其下焦之虚热传注于脾胃，又从脾传注于肺，则肺、脾、肾三藏俱为燥热所伤矣。肾伤则失其主水液之职，脾伤则不能转输于四旁，肺伤则失其敷布津液之用，故症见渴引水浆；而脾胃燥热则中土坚干，水入不濡则尽下趋于前阴为尿。如以水投石，水去而石自若，故症见《诸病源候论·消渴病诸候·渴利候》所谓"随饮随小便"也。热气通于心，虚热为病，故心为之烦而脉为之虚数。治本《备急千金要方》卷二十一第一所载"治下焦虚热注脾胃，从脾注肺，好渴利"之方，用地骨皮之甘寒，以除肾之虚热，《素问·藏气法时论》（二十二）说："肾苦燥，急食辛以润之。"用生姜之辛润佐之；甘草、红枣、天花粉、茯苓补脾胃，安中土，生津液，润枯燥，且天花粉《本草》谓其"主消渴""止小便利"，茯苓《本草》谓其能使"小便结者通，多者止"；麦门冬滋肺液，养肺阴，以清肺之虚热；淡竹叶、小麦宁心除烦。九味合之共奏滋燥除热之效。药服10余剂而病渐愈。

33.《素问·宣明五气》（二十三）

"肺恶寒""肺为涕"。

治验案例 某某，女，2岁，住武汉市武昌区，某学校职工之小孩。1973年3月30日就诊。其母代诉：患儿于两周前发病，开始鼻流清涕、喷嚏、咳嗽。数日后，其流涕、喷嚏之症退，而咳嗽则日益加甚，频频咳嗽而痰少，咳有回声，眼胞浮肿，且见发热、鼻干、口渴欲饮水、小便黄、汗出、食欲减退、舌红、少苔、指纹稍紫。乃肺郁化热，气逆咳嗽，治宜宣肺清热，降逆止咳，佐以调中和胃，拟方越婢加半夏汤：

炙麻黄 5g 炙甘草 5g 石膏 9g 法半夏 6g 红枣 2 枚（擘） 生姜 3g

以水煎服，日2次。

4月1日复诊，服上方1剂，热退咳止，肿消食进，唯仍口渴、鼻干，仍拟上方以天花粉易半夏续服：

炙麻黄 5g 炙甘草 5g 石膏 9g 红枣 2 枚（擘） 生姜 3g 天花粉 6g

以水煎服，日2次。

按:《素问·宣明五气》(二十三)说:"肺恶寒。"又说:"肺为涕。"且肺开窍于鼻,在变动为咳。风寒袭肺,肺气上逆,失去收摄津液之用,故症见咳嗽而鼻流清涕。风寒束肺,阳气内郁而欲外奋,其气发于肺之外窍而喷鼻以出,故其频频喷嚏。数日后,寒邪化热,则清涕、喷嚏等症自去而咳嗽为之加甚。肺气不利,其咳稍有回声。肺不敷布,则水津上壅于眼睑,故眼胞水肿。肺有郁热,则身热、鼻干、舌红、口渴欲饮水而指纹见紫色。肺热不能外主皮毛,皮毛不固则汗出;不能通调水道、下输膀胱则小便黄,所谓源浊则流不清也。肺气不降,则脾胃功能失调,故食欲减退。越婢加半夏汤方,用麻黄、石膏宣肺气而清郁热,半夏降逆以止咳,生姜、红枣、甘草和中以理脾胃。药服1剂,即热退咳止、肿消食进,唯口渴鼻干未已,遂于方中去半夏之燥,而加天花粉生津止渴,且以助方中清热之效,故又服1剂而病愈。

34.《素问·宣明五气》(二十三)

"肾主骨。"

治验案例 患者某,男,56岁,干部,住武汉市,于1991年12月下旬某日就诊。发病已2年,咽喉不舒,有微痛感,左下大齿松动微痛,齿龈不红,小便清长,两足较冷,脉浮虚。病乃肾虚阳浮,上热下寒;治宜温补肾气,引火归元;拟方肾气丸加味,改丸为汤:

熟地20g 山药12g 枣皮12g 茯苓10g 丹皮10g 泽泻10g 炮附片3g 上油桂3g 淡大云10g 地骨皮10g

以水煎服,日2次。

药服5剂而病愈。

按:《灵枢·经脉》(十)说:"肾足少阴之脉,起于小指之下,斜走足心,出于然谷之下,下循内踝之后,别入跟中,以上腨内……其直者,从肾上贯肝膈,入肺中,循喉咙,夹舌本。"肾气亏虚,肾阳不藏而浮越于上,郁于肾脉循行之喉咙,下无阳气以温养,故见咽喉不舒而微痛,下则两足不温而寒冷。《素问·宣明五气》(二十三)说:"肾主骨。"《灵枢·五味论》(六十三)说:"齿者,骨之所终也。"是齿乃肾之所主,肾阳上浮,故其齿不固而松动,脉亦浮虚。病因虚热而非实火,故齿虽松动而齿龈不红。阳浮于上而下无阳热之化,故小便清长。

此所谓"上热下寒"之证也。肾气丸方加味，用熟地、山药、枣皮、茯苓、泽泻、丹皮六味地黄汤滋补肾阴，附片、肉桂引火归元，助肾阳蒸动肾阴以化生肾气，加大云（肉苁蓉）补精以益肾，地骨皮补肾以清虚热，从而增强肾气丸方温补肾气以收敛浮阳之效，故药服5剂而病愈。

35.《素问·宣明五气》（二十三）

"脾恶湿。"

治验案例 某某，女，67岁，退休职工，住武汉市武昌区，于2002年10月某日就诊。因饮冷发病已3天，肠鸣，大便泻出水样便，日泻5～6次，带腥气，小便短少色黄，口舌干燥，舌苔白，脉濡缓，乃寒湿伤脾，津液不输，尽趋大肠而为泄利，拟五苓散方加味改散为汤：

炒白术 15g　　茯苓 12g　　桂枝 12g　　泽泻 10g　　猪苓 10g　　陈皮 10g

上6味，加水适量煎汁，汤成去滓，温分再服，一日服尽。1日1剂。服药2剂，病愈。

按:《灵枢·本输》（二）说："脾合胃。胃者，五谷之府。"脾胃同居中焦。脾在胃的后下方，二者以膜相连，故脾能为胃行其津液。即通过脾的转输津液作用，将胃所受纳水谷化生之精微输送至身体各部。《素问·宣明五气》（二十三）说："脾恶湿。"今因饮冷而寒湿伤脾，阳气郁遏，脾失其转输津液之职，水道不利，水湿尽趋于大肠而出于后阴之窍，故大便泻出水样便而日泻五、六次，且带腥气。水湿不行于故道而小便短少色黄，水津不布于口舌而见口舌干燥。其尿黄口干非有热郁，故舌苔为白。《灵枢·口问》（二十八）说："中气不足，肠为之苦鸣。"寒湿伤脾，脾居中宫，故肠鸣。脉濡缓，亦为水湿之象。五苓散方加味，以白术、陈皮健脾和胃燥湿，茯苓、猪苓、泽泻渗湿利水，桂枝通阳化气，合茯苓、猪苓、泽泻以复水行之故道。水道利，清浊分，不止泄利而泄利自止，故药服2剂而病愈。

36.《素问·宣明五气》（二十三）

"心藏神。"

治验案例 某男，68岁，教师，住湖北省武汉市武昌区，1993年

5月某日，突然发生小腹胀满连及右侧腰腹部胀痛，呕恶不欲食，日夜不能安睡，痛苦不已，逾三日，小腹胀满自行消失而右侧腰腹部胀痛加剧。经某医院彩色B超检查，诊断为"右肾结石"。以其数日未进饮食，先用"能量合剂"滴注，两日后饮食复常，症状消失，就诊于余，余拟肾气丸加味，补益肾气，利尿排石：

生地黄20g　山药12g　枣皮12g　茯苓10g　丹皮10g　泽泻10g　肉桂3g　海金沙30g　金钱草30g　附片3g　鸡内金12g

以水煎服，日二次。

按：《诸病源候论·淋病诸候·石淋候》说："肾主水，水结则化为石，故肾客沙石。"肾居腰中，其气司小腹而通于前阴，水结沙石，客于右肾，肾气为之壅滞，故小腹胀满而连及右侧腰腹胀痛。气机壅塞，浊阴不能下降而逆冲于胃土，故呕恶不欲饮食。《灵枢·经脉》（十）说："肾足少阴之脉……其支者，从肺出络心。"《素问·宣明五气》（二十三）："心藏神。"今肾中沙石所客，致肾气不能上交于心，则心神不守于舍而烦扰于外，则其日夜不能安睡。其证"三日后，小腹胀满自行消失而右侧腰腹部胀痛加剧"者，以病乃沙石为患，病邪尽聚于沙石所客处也。滴注"能量合剂"二日，则正气得补，故饮食复常，诸症渐退，惟肾中沙石如故。治以"肾气丸"加味，方用生地黄、山药、枣皮、丹皮、茯苓、泽泻等以补肾之阴精，且渗泄水湿之气，用附片、肉桂以助肾阳蒸动肾之阴精化生肾气，肾气旺则不容邪矣，再如鸡内金以化石消石，金钱草、海金沙利水排石，使沙石从小便而去。故药服七剂，沙石从小便出而病愈。

37.《素问·离合真邪论》（二十七）

"寒则血凝泣。"

《素问·五藏生成》（十）

"诸血者皆属于心。"

《素问·脉要精微论》（十七）

"夫脉者，血之府也。"

治验案例　某某，男，27岁，随州市某中学教师。2003年6月1日就诊。今年1月骑摩托车摔倒致左腿股骨下端骨折，经用石膏绷带固定 75 天后，膝关节中有物塞感，活动受阻，肿大如砣，局部发热而有青筋（络脉）暴露，肌肤麻木，左腿不能站立，心烦，脉结。曾先后在武汉两大医院就医，皆主张以"膝关节融合术"为治，患者不愿接受这种治疗，遂来就治于中医。乃瘀血凝结，阳气阻滞不通，法宜破血攻瘀，佐以行气，治以桃红四物汤加减：

当归 15g　川芎 10g　赤芍 12g　桃仁 12g（炒）　红花 12g　制香附 10g　制乳香 12g　制没药 12g　炮甲 10g　川牛膝 12g　制䗪虫 8g　炒枳实 10g　酒炒大黄 10g

上 13 味，加水适量煎药，汤成去滓，取汁温分再服，1 日服 1 剂。

8 月 26 日二诊，服上方 10 剂，病情大有好转。

方：当归 12g　川芎 10g　赤芍 12g　桃仁 12g（炒）　红花 12g　炮甲 10g　制乳香 12g　制没药 12g　制䗪虫 10g　川牛膝 12g　制香附 10g　丹皮 12g　制地龙 12g　伸筋草 10g

上 14 味，用水适量煎药，汤成去滓，取汁温分再服，1 日服 1 剂。

10 月 11 日三诊，服上方 10 剂，未见明显好转，改用初诊原方：

方：当归 15g　川芎 10g　赤芍 12g　炒桃仁 12g　红花 12g　制香附 10g　制乳香 12g　制没药 12g　炮甲 10g　制䗪虫 8g　川牛膝 12g　炒枳实 10g　酒炒大黄 10g

上 13 味，加水适量煎药，汤成去滓，取汁温分再服，1 日服 1 剂。

方：当归 150g　川芎 100g　赤芍 120g　炒桃仁 120g　红花 120g　制香附 100g　制乳香 120g　制没药 120g　炮甲 100g　川牛膝 120g　制䗪虫 80g　炒枳实 100g　酒炒大黄 100g

共研细末，过筛，炼蜜和丸如豆大，每服二钱许，开水送下。待汤药 10 剂服完后，即开始服此丸药。缓缓图治。

按：《灵枢·邪气藏府病形》（四）说："有所堕坠，恶有留内。"患者从摩托车上摔下，致骨折筋绝，血脉不通，又因固定骨折而上石膏绷带 75 天，石膏性寒；《素问·离合真邪论》（二十七）说："寒则血凝泣。"血液瘀结于膝，故其内感有物堵塞而外见关节肿大如砣状，且有青筋暴露；瘀血阻滞，阳气不能通行，郁而发热，故发热独见于左膝；阳不运行气血于肌肤，则肌肤缺乏气血濡养而见左膝麻木；《素问·五藏生成》（十）说："诸血者皆属于心。"血瘀于膝而上应于心，故心为之烦；《素问·脉要精微论》（十七）说："夫脉者，血之府也。"血行脉中，血瘀甚则血行不相连续而时有歇止，故脉为之结。特选用桃红四物汤加减以破血攻瘀，当归、川芎、赤芍养肝活血；红花、桃仁、乳香、没药破血攻瘀，通经活络；乳香、炮甲、虻虫窜行内外，搜剔积血而消肿；加香附、枳实行气以助血行，更有号曰"将军"之大黄，荡涤瘀浊，推陈出新，加川牛膝导诸药达于病所而收功。二诊去枳实、大黄，加丹皮、地龙、伸筋草，药服10剂，收效甚微，乃知左膝发热与屈伸不利非清热舒筋药所能治也。遂仍改为6月1日初拟之原方续服10剂后，即以其方10倍药量研末蜜丸服，以缓缓图治，巩固疗效。2008年2月访问，药丸服半年后病愈药停，至今未复发。

38.《素问·通评虚实论》（二十八）

"帝曰：肠澼下脓血，何如？岐伯曰：脉悬绝则死，滑大则生。"

《素问·六元正纪大论》（七十一）

"厥阴所至为里急。"

治验案例 某某，男，17岁，住武汉市武昌区，1992年8月某日来诊。昨日突发大便下痢，日达七、八次，每次则先小腹拘急疼痛而欲大便，下痢则又滞下而不得利，肛门后重不舒，利出则为红白冻子，呈痛苦面容，苔白，脉濡。乃湿热痢疾，湿甚于热，治宜调气治血，用芍药汤以为治：

白芍12g 当归10g 槟榔10g 黄芩10g 黄连10g 桂枝10g 干姜10g 大黄10g 甘草10g 广木香6g 枳壳10g 桔梗10g

加水适量煎药，汤成去滓。取汁温分再服，一日服尽。

按：《释名·释疾病》说："下重而赤白曰膰，言厉膰而难也。"膰，又作"瘑"。《玉篇·疒部》说："瘑，竹世切，赤白痢也。"即《素问·通评虚实论》（二十八）中所谓"肠澼下脓血"也，今名之曰"痢疾"。脾居中土，时司长夏。农历六、七月之交的长夏，湿热蕴积于脾土，腐败气血，脾气下陷，失其升清之用，其血气之腐败者，随脾气之下陷而下出于后阴之窍，泄出红白冻子而为之便脓血。人身气血，气主于肺而肺主收敛，血藏于肝而肝主疏泄。血郁气滞，则肝失其疏泄之用，而肺失其收敛之能，故肺欲收敛而不能收敛，肝欲疏泄而不能疏泄，以致大便频频欲利而又不能利，即肛门时时坠胀欲泄而又难以泄出，症见所谓"后重"也。《素问·六元正纪大论》（七十一）说："厥阴所至为里急。"厥阴之经为肝脉，肝脉不和则腹里拘急，故每次欲行泄利，则先见小腹急痛，旋即肛门坠胀而泄利脓血瘀滞难出。患者痛苦不堪，常致困惫。遂本"活血则便脓自愈，调气则后重自除"之旨，用芍药汤广木香、槟榔、干姜行气，当归、白芍活血，桂枝通经助血行，黄连、黄芩之寒以清热，苦以燥湿，病发二日，邪虽盛而正未衰，故加大黄攻结而荡涤其病邪，所谓"通因通用"也，更加枳壳助肝、桔梗理肺以疏理气机，甘草调和诸药，共奏清热燥湿，活血行气之效，药服 1 剂而愈。

39. 《素问·通评虚实论》（二十八）

"帝曰：肠澼便血，何如？岐伯曰：身热则死，寒则生。"

《素问·大奇论》（四十八）

"肾脉小搏沉，为肠澼下血，血温身热者死。心肝澼亦下血，二藏同病者，可治。其脉小沉涩为肠澼，其身热者死，热见七日死……脉至而搏，血衄身热者死。"

按：此证阳浮根断，阴精消亡，主死。然清人陈念祖用"二加龙骨汤加阿胶"曾治愈多人，亦仁者之用心也。（《说文水部》，"消尽也，从水，肖声"，段注："未尽而将尽也。"）

《小品》二加龙骨汤加阿胶

附子　白薇　龙骨　牡蛎　芍药　甘草　生姜　红枣　阿胶烊化

以适量水煎药，汤成去滓，分温二服。

40. 《素问·太阴阳明论》（二十九）

"脾者，土也，治中央。"

《素问·玉机真藏论》（十九）

"脾为孤藏，中央土以灌四旁。"

《素问·宣明五气》（二十三）

"心藏神。"

《素问·阴阳应象大论》（五）

"风胜则动""神在天为风，在地为木……在藏为肝在色为苍"。

《素问·五藏生成》（十）

"脾之合肉也，其荣唇也。"

《素问·五常政大论》（七十一）

"备化之纪……其藏脾，脾其畏风，其主口。"

治验案例 某某，男，2岁，住湖北省枣阳市某区镇，某干部之子，1965年8月某日就诊。患儿发病1周余，因抽搐在其区镇卫生院住院治疗，检查为缺钙，以静脉滴注加入钙剂则抽搐遂已，不加钙剂则抽搐又作。见患儿卧床，昏迷不省人事，气息微弱，目中无神，时而唇周肌肉发生抽掣，指纹微青而达命关。乃正气衰微，痰浊阻滞，木陷风生，治宜补气强神，利窍化痰，拟涤痰汤加味：

制南星6g　法半夏6g　竹茹6g　炒枳实6g　炙甘草6g　陈皮6g
茯苓6g　石菖蒲6g　党参8g　远志6g　僵蚕5g

以水煎服，日3次。

按：《素问·太阴阳明论》（二十九）说："脾者，土也，治中央。"《素问·玉机真藏论》（十九）说："脾为孤藏，中央土以灌四旁。"是脾居中土，主运化津液于周身。脾气衰微，失其运化津液之用，则津液聚而为痰。痰气都滞，阻遏气机，则脾气益衰，故症见其卧床不起而气息微弱。脾属土，为心火之子，脾气衰微，则盗其母气以自济，致心气亦衰，所谓"子病累母"也。《素问·宣明五气》（二十三）说："心藏神。"而神赖气以存，《脾胃论·省言箴》说："气乃神之祖……气者，精神之根蒂也。"《医说·养生修养调摄·神气》说："神者气之子，气者神之母……气清则神畅，气浊则神昏，气乱则神劳，气衰则神去。"今心气微弱，则心神衰败，失其常用而不守其位，故见昏迷不省人事，目少精光而无神。《素问·阴阳应象大论》（五）说："风胜则动。"又说："神在天为风，在地为木……在藏为肝，在色为苍。"是肝属木而气通于风，外应青色，《素问·五藏生成》（十）说："脾之合肉也，其荣唇也。"《素问·五常政大论》（七十）说："备化之纪……其藏脾，脾其畏风，其主口。"脾气衰微，致肝木郁陷而生风，风生则物动，风木乘脾土，故于脾主之口唇部位而见风动之抽掣，且指纹亦为之见青色。指纹达于命关者，乃病情之危重也。涤痰汤方，用法半夏、制南星、竹茹化痰祛浊，枳实、陈皮行气以助祛痰，石菖蒲利窍以助祛痰，茯苓渗湿健脾以去生痰之源，党参、甘草补益脾气，以复其运化之机，且脾气旺则肝木之气自升而风自息。加远志补心强神，且以助脾气，《难经·六十九难》所谓"虚则补其母"也，加僵蚕以化风痰，增强化痰息风之效。药服 2 剂，抽掣已，神志清，精神好转，调整数日而康复。此方诸药不含钙，服之而缺钙之病愈，乃在于调整患儿藏府组织功能使然，不补钙而钙自补也。

41.《素问·热论》（三十二）

"少阴脉贯肾络于肺系舌本。"

治验案例　某某，男，61 岁，住武汉市汉口天津路，干部，因肺癌住某医院治疗已半年余，1976 年 9 月 23 日会诊：身热，神昏，喉中有痰，小便黄，口干，舌卷缩，其质焦红，脉细数。医院谓其舌缩为肺癌发展之必然结果，无法使其舌部再为伸展，活不过十月一日。乃热邪伤阴，阴气将竭，治宜育阴利水，清热化痰，拟猪苓汤加味。

方：滑石 15g　茯苓 10g　猪苓 10g　泽泻 10g　阿胶 12g（烊化）　猴枣 0.6g（分两次以药汤冲服）　竹沥 20g（分两次另服）

以水煎前四物，待水减半，去滓，纳阿胶烊化，温分二服，冲猴枣吞下。另服竹沥。

按：肺主敷布津液，肺气郁结，津液不布，则聚而生痰。肺为水之上源，源不清则流为之浊，郁热下灼，真阴被耗，故尿黄而口干。所谓"五藏所伤，穷必及肾"也。肾水将竭，无以上制心火，心主一身血脉而藏神，舌乃心之苗，心火内燔，故身热、神昏、舌卷缩而焦红，脉亦见细数。猪苓汤方，用阿胶育养真阴，滑石清肺热，且与茯苓、猪苓、泽泻利小便。一以去生痰之源，一以导邪热下出。猴枣、竹沥清热化痰，以补猪苓汤药效之不及。共奏育阴清热、化痰醒神之功。药服两剂，则热退神清，其舌舒展，顺利度过十月一日。惜肺癌之病根未拔，故延活至十二月份逝世。

42.《素问·评热病论》(三十三)

"月事不来者,胞脉闭也。胞脉者,属心而络于胞中。今气上迫肺,心气不得下通,故月事不来也。帝曰:善!"

治验案例 患者某,女,16岁,住湖北省随县某镇,学生,未婚,1952年冬就诊。3年前患麻疹后,月经初潮,涉水被浸,旋即咳嗽,唾泡沫浊痰,时而带血,下午微热,心慌,少气,咽喉干燥,有时有半声咳,月经一直未再来潮,苔薄,脉虚数。病乃肺虚气逆,津液不布;治宜补肺降逆,佐以养血化痰;拟以麦门冬汤加味:

麦门冬 20g 法半夏 10g 党参 10g 红枣 4 枚(擘) 粳米 15g(炒)

当归 10g 炙甘草 10g 款冬花 10g 紫菀 10g 大贝 8g

以上 10 药,用水适量,煎汤,取汁去渣,日 1 剂,分 3 次温服。

按: 麻疹乃温热为病。温热之邪,损伤肺阴,致肺失其清肃下行之用,肺气上逆,不能敷布津液,故咳嗽,唾泡沫痰,或时为半声咳而咽喉干燥。咳久则肺络受伤,则见时而痰中带血。阴虚则潮热脉数。痰多津伤而无以化气,以致肺气不足,故少气心慌而脉见虚象,肺气不能清肃下行,则心气不能下通,胞脉闭塞,其月经则停止而不来潮,《素问·评热病论》(三十三)说:"月事不来者,胞脉闭也。胞脉者,属心而络于胞中,今气上迫肺,心气不得下通,故月事不来也。"彼虽为水气迫肺,与此温热伤肺而肺虚者有异,然皆为肺失下行之职,心气不能下通于胞中而月经不来则一。病乃肺虚心逆,治以麦门冬汤方,用麦门冬生津润燥以滋肺阴,半夏止咳化痰,且麦门冬、半夏配方为伍,一以半夏制麦门冬之腻,一以麦门冬制半夏之燥,二者同用,善降逆气,而无偏腻偏燥之弊。观《伤寒论》之"竹叶石膏汤"、《金匮要略》之"温经汤"两方中麦门冬、半夏同用,即可见其义。

《难经·六十九难》说:"虚则补其母。"以党参、炙甘草、红枣、炒粳米补土生金,以复肺气。方中加大贝,以助半夏之降逆止咳。诸药共奏益肺止咳,心气下通之效。其加当归者,则为养血活血养心宁心,以助麦门冬汤止逆下气而促心气之下通。药服 7 剂,咳止经通,其病遂愈,至今未复发。

43. 《素问·评热病论》（三十三）

"胞脉者，属心而络于胞中。"

《素问·三部九候论》（二十）

"其脉代而钩者，病在络脉。"

治验案例 患者某，女，35 岁，住武汉市武昌区，大学教师，已婚，1971 年 5 月就诊。13 岁月经初潮，每次潮前小腹疼痛，近 3 年来常发生心悸，胸满，乍间乍甚，时发时已，发则心悸如捣，胸中满闷难受，脉则 3 至而歇止 1 次，呈所谓"三联率"脉象，面色如常，病为络脉血瘀，心神不安，治宜活血破瘀，拟以桃红四物汤加减：

当归 12g　川芎 10g　制乳香 10g　赤芍 10g　红花 10g　制没药 10g
茯苓 10g　丹参 10g　五灵脂 10g　桃仁 10g（去皮尖打）　制香附 10g

上 11 味，以适量水煎药，汤成去渣取汁温服，日 2 次。

按： 宿患痛经，且为月经潮前腹痛，乃血瘀胞中而然。《素问·评热病论》（三十三）说："胞脉者，属心而络于胞中。"是胞脉上通于心也。心藏神，其手少阴脉之别络起腕后入于心中，胞中瘀血波及心经别络，络血瘀积，心神不宁，则心为之悸；血为气之府，血瘀则气滞，气机不利，则胸中满闷。络脉有邪，而经脉涩滞，故见脉至而有定数歇止，是之为"代脉"也。桃红四物汤加减，以当归、川芎、赤芍、丹参养血活血，红花、桃仁、乳香、没药、五灵脂通络破瘀。气为血之帅，用香附行血中之气，以利气机而助血行，用茯苓以宁神。

44. 《素问·评热病论》（三十三）

"月事不来者，胞脉闭也。胞脉者，属心而络于胞中，今气上迫肺，心气不得下通，故月事不来也。"

治验案例 某某，女，19 岁，住湖北省洪湖市农村，农民。1991 年 10 月 14 日就诊。月经数月一潮，每潮则经血淋漓不断十多天，甚至一月始净，今又三月未潮，肌肤常出现紫癜而按之无痛感，天稍热则鼻孔出血，面色黯黄，唇口周围色青，肢体乏力，口干，心烦，睡眠多梦，苔薄白，脉细弱。乃气虚肺燥，血不循经，治宜益气滋燥，佐以养血活血，拟借用《金匮要略》麦门冬汤加味：

麦门冬 20g　制半夏 10g　党参 10g　炒粳米 15g　炙甘草 10g　生地

10g　当归10g　红枣4枚（擘）　白芍10g

以水煎服，日2次。

按：《素问·评热病论》（三十三）说："月事不来者，胞脉闭也。胞脉者，属心而络于胞中，今气上迫肺，心气不得下通，故月事不来也。"虽彼为风水，此属燥热，二者有异，然皆为邪气迫肺，肺失和降，致心气不得下通，而月事不来则一。肺主气而合皮毛，气为血之帅，肺气虚弱，失其治节之令，不能帅血正常运行，故血出皮下而为紫癜。肺开窍于鼻，阴液不足，天热则燥甚，燥热伤络，并迫血妄行，出于肺窍之鼻孔而为鼻衄。气虚则失其矫健之性而肢体乏力，液少则无以濡润口舌而口中干燥。气、液两虚，血行郁滞，不华于色，则面色黯黄而唇周色青。心主血藏神，血液逆而外失，不能养心，心神不宁，故心烦而睡眠多梦。血气衰少，故脉见细弱。麦门冬汤方加味，用麦门冬、党参益气养阴，滋液润燥，以复肺之和降；半夏降逆，以增强麦门冬恢复肺之和降作用；甘草、粳米、红枣补中焦之汁以养肺，此所谓"虚则补其母"也。加生地、当归补血养心，且当归同白芍活血除血痹，以行血液之郁滞。三者补血行滞，以助麦门冬汤之止逆下气，而导心气之下通。药服7剂而月经来潮，经色经量均正常，6天经血干净，紫癜等症亦消失。遂于原方中加丹参10g以巩固疗效，防其复发。

45.《素问·逆调论》（三十四）

"肾者，水藏，主津液。"

治验案例　某某，男，22岁，住湖北省枣阳市某乡镇，农民。1950年10月某日就诊。久疟后发生两脚浮肿，腰酸脚弱，小便黄少，大便干燥，口干不欲饮，面色无华，脉细而无力。乃疟后伤肾，阴虚热郁，治宜滋补肾阴，利水渗湿，拟方六味地黄汤加味：

熟地20g　山药12g　枣皮12g　茯苓10g　丹皮10g　泽泻10g　大云10g

以水煎服，日2次。

按：《素问·逆调论》（三十四）说："肾者水藏，主津液。"疟后伤肾，肾阳不能主宰水液正常流行，则两脚浮肿。《诸病源候论·腰背病诸候·腰痛候》说："肾主腰脚。"肾病则阴精不足，无以濡养腰脚，故腰酸脚弱。肾开窍于二阴，肾阴不足，虚热郁结，则小便黄少而大便干燥。肾足少阴之脉，入肺中，循喉咙，挟舌本。阴液不能循经上布于口舌，故口舌干燥。病无实热，故虽口舌干燥而仍不欲饮水。阴精亏少，无以华色充脉，故其面色无华、脉细而无力。六味地黄汤方加味，用熟地、山药、枣皮、大云填补肾之阴精。丹皮清解虚热，茯苓、泽泻利水渗湿。共奏滋补肾阴，主宰水液之效。药服三剂，尿利肿消，逐渐康复。

46.《素问·疟论》（三十五）

"帝曰：疟先寒而后热者，何也？岐伯曰：夏伤于大暑，其汗大出，腠理开发，因遇夏气凄怆之水寒，藏于腠理皮肤之中，秋伤于风，则病成矣。夫寒者，阴气也；风者，阳气也。先伤于寒而后伤于风，故先寒而后热也，病以时作，名曰寒疟。"

治验案例 患者某，男，49岁，住武汉市武昌区，某高等学校教师。1975年9月某日就诊。发病已6日，每日下午发生欠伸，寒慄，体痛，继之则寒去身热口渴而头痛，然后汗出热解有如常人，唯渐肢体乏力。乃秋伤风凉，邪居风府，卫气应而病作，是则名曰"疟疾"，治宜散其风寒，调其阴阳；拟方柴胡桂枝干姜汤加味：

柴胡 15g　黄芩 10g　干姜 10g　桂枝 10g　牡蛎 10g　花粉 10g　炙甘草 10g　常山 10g　乌梅 10g

上9味，以适量水煎药，汤成去渣取汁温服，日2次。

按：《素问·疟论》（三十五）说："夫痎疟皆生于风……疟之始发也，先起于毫毛，欠伸乃作，寒栗鼓颔，腰脊俱痛，寒去则外内皆热，头痛如破，渴欲冷饮。帝曰：何气使然？愿闻其道。岐伯曰：阴阳上下交争，虚实更作，阴阳相移也。"邪居风府，卫气应之则病作，故疟病蓄作有时，其气上下并居，并于阴则阴盛而阳虚，阴盛则内寒，阳虚则外寒，内外皆寒，故欠伸，寒栗，体痛；并于阳则阳盛而阴虚，阳盛则外热，阴虚则内热，外内皆热，故身热，口渴，头痛。《素问·疟论》（三十五）说："疟气者，必更胜更虚，当气之所在也。病在阳，则热而脉燥；在阴，则寒而脉静。极则阴阳衰，卫气相离，故病得休……"物极必反，其邪正相搏至极，则阴阳俱衰，卫气相离，故汗出热解有如常人，邪久不去正气日伤，故渐肢体乏力。柴胡桂枝干姜汤方加味，用柴胡、桂枝、干姜祛风散寒以和阳；黄芩、花粉清热以和阴，常山、乌梅劫疟，甘草和中，牡蛎入肝软坚散结，以防气血之著肝坚结而成肝积。共奏散风寒，和阴阳，愈疟病，防坚结之效，药服 2 剂而疟解。

《素问·疟论》（三十五）："疟气者，必更胜更虚……故病得休……"

47.《素问·灵兰秘典论》（八）

"三焦者，决渎之官，水道出焉；膀胱者，州都之官，津液藏焉，气化则能出矣。"

治验案例 患者某，男，19 岁，住湖北省枣阳市农村，农民。1972 年 10 月某日就诊。发病 10 余天。全身浮肿，以下肢为甚，小便短少色黄，有灼热感，口渴，苔薄黄，脉细数。乃阳热内郁，不能化气行水，水窜皮肤，发为浮肿。治宜清热利水。拟方：

冬瓜皮20g　茯苓皮10g　芦根20g　白茅根15g　薏苡仁15g　石韦10g　车前仁10g　灯心草10g　滑石10g　泽泻10g　西瓜翠衣20g

上 11 味，以适量水煎药，汤成去渣取汁温服，日 2 次。

按：《素问·灵兰秘典论》（八）说："三焦者，决渎之官，水道出焉；膀胱者，州都之官，津液藏焉，气化则能出矣。"三焦阳气郁结，失其决渎之职，则膀胱气化不利，而小便为之不利，证见尿少色黄。小便不行，水无下出之路，则必横溢于皮肤之中，发为浮肿之病。阳郁则生热，热生于上则口渴苔黄，热生于下则尿黄而感灼热。水邪阻滞则脉细，阳热内郁则脉数。自拟清热利水汤，用冬瓜皮、茯苓皮、西瓜翠衣行皮肤之水以消浮肿，芦根、滑石、灯心草利水以清上焦，石韦、泽泻、车前仁利水以清下热，白茅根凉血利水而清血分之热，薏苡仁祛水湿而顾脾胃。药服 7 剂而热除肿消，其病遂愈。

48.《素问·咳论》（三十八）

"皮毛者，肺之合也；皮毛先受邪气，邪气以从其合也。其寒饮食入胃，从肺脉上至于肺则肺寒，肺寒则外内合邪，因而客之，则为肺咳。"

治验案例 患者某，男，45 岁，武汉市江岸区某单位职工。1990

年3月某日就诊。数日前因受凉发生咳嗽，至今不已，唾白色泡沫痰，微有喘气，舌苔白，脉缓。乃寒邪犯肺，气逆咳喘。治宜散寒逐饮，降逆利气，拟款菀二陈汤加味：

款冬花10g　紫菀10g　陈皮10g　法半夏10g　炙甘草10g　茯苓10g
五味子8g　细辛6g　干姜10g　厚朴10g　杏仁10g（去皮尖炒打）

以水煎服，日1剂，分2次，温服。结果药服3剂而病愈。

按：《素问·五藏生成》（十）说："肺之合皮也，其荣毛也。"《素问·阴阳应象大论》（五）说："肺主皮毛……在变动为咳。"此案因数日前感受寒凉之邪，寒凉从其所合而内入犯肺，肺气逆上，则发为咳嗽，且见微喘之象。无形之寒气入肺，逆化为有形之泡沫，故咳唾白色泡沫痰，其病乃寒邪犯肺所致，故舌苔白而脉缓。方用款冬花、紫菀下降逆气，以复肺之肃降之用；半夏、陈皮燥湿祛饮，且陈皮理气，气顺则痰饮自消；茯苓渗湿，消除痰饮之本源；加干姜、细辛、五味子温寒散饮，敛肺止咳；加厚朴、杏仁利气平喘；炙甘草健脾以转输津液，使水饮自化。

《素问·五藏生成》（十）："肺之合皮也，其荣毛也。"

《素问·阴阳应象大论》（五）："肺主皮毛……在变动为颏。"

49.《素问·举痛论》（三十九）

"经脉流行不止，环周不休。"

《素问·六元正纪大论》（七十一）

"厥阴所至为里急。"

《素问·宣明五气》（二十三）

"肝藏魂。"

治验案例　某某，女，35岁，住武汉市，某专科学校教师，1991年10月21日就诊。发病已两年，月事提前，量多，经色紫暗，右少腹掣痛，白带多，带色黄，有时夹有红色，口干喜饮水，睡眠差，舌苔微黄，脉迟涩，某医院妇科检查，子宫明显增大，形态失常。B超检查，子宫大小为9.7cm×5.1cm×8.4cm，宫体可见3.8cm×4.0cm等回声光团，宫底可见到3.1cm×3.1cm回声稍低光团，诊断为"多发性子宫肌瘤"。乃血气瘀结，兼有湿热，治宜活瘀散结，佐以清热除湿，方用桃红四物汤加减：

生地15g　当归12g　川芎10g　赤芍10g　红花10g　制香附10g　制乳香10g　制没药10g　天花粉10g　冬瓜仁10g　炒扁豆10g

上11味，以水适量煎药，汤成去滓，取汁，温分再服。一日服1剂。

29日复诊，服上方七剂，腹痛减轻，余症无明显变化，仍口干苔黄，治宜上方加减，以破血攻瘀，行气散结，佐以扶正。

方：当归12g　川芎8g　赤芍10g　红花8g　制三棱10g　制莪术10g　桃仁10g（去皮尖炒打）　青皮10g　制香附10g　党参10g　炒白术10g

上11味，以水适量煎药，汤成去滓，取汁，温分再服。一日服1剂。

11月6日三诊，服上方七剂，精神好转，白带色已正常，腹痛轻微，仍拟上方稍事加减续服：

当归12g　川芎8g　赤芍10g　红花8g　制三棱10g　制莪术10g　桃仁10g（去皮尖炒打）　制香附10g　丹参10g　天花粉10g　党参10g　炒白术10g

上12味，以水适量煎药，汤成去滓，取汁，温分再服。一日服1剂。

11月14日四诊，服上方七剂，腹痛消失，月经已正常，续用上方出入变化又服药一月余，B超复查，子宫较前明显缩小。患者无明显不适感，自动停药。

按：《素问·举痛论》（三十九）说："经脉流行不止，环周不休。"即血液在经脉中循环流行而无休止，以滋养人体藏府经络、百骸九窍。如失其流行之性，则停而为瘀血。《灵枢·本神》（八）说："肝藏血。"肝主血海而司月经，血瘀不行，肝失去藏血之用，致冲脉下陷而无能调经，月事失常；血为气之府，血行则气行，血瘀则气滞，瘀血停滞，则气滞阳郁而化热，故舌苔微黄而口干欲饮水。热迫血行，则月事提前而量多，且经色紫暗。《素问·六元正纪大论》（七十一）说："厥阴所至为里急。"少腹属肝，肝血瘀滞，无以为养，故右少腹挛急而痛，即所谓挚痛。带脉束人腰腹一周，居人身之中界，内属于脾，冲脉下陷，致带脉松弛，脾湿内生，湿热相合，腐蒸瘀积，化为浊物绵绵而下出于前阴，故其白带量多色黄而时夹杂少许红色。《素问·宣明五气》（二十三）说："肝藏魂。"肝血瘀滞则魂不守舍，故其睡眠差。血瘀则经脉流行不利，故脉象见迟涩。桃红四物汤方加减，用生地、当归、川芎、赤芍四物汤养血行血；红花、乳香、没药、冬瓜仁活瘀化浊；气为血之帅，气行则血行，香附行气散结，以助诸药之行瘀；天花粉清热生津液，扁豆除湿。共奏活瘀散结，清热除湿之效。药服七剂，复诊见腹痛稍减而余症仍旧，是药证合而药力不足，遂于方中去乳香、没药、生地、冬瓜仁、天花粉、扁豆等，而加入三棱、莪术，且加桃仁以配红花，增强其活瘀之力而为破血攻瘀；加青皮入肝，以增强香附行气散结之效；加党参、白术以防三棱、莪术、红花、桃仁之破血攻瘀而伤正。药再服七剂，精神好转，白带色正常，腹痛转轻微，于上方稍事加减，去行气之青皮，加丹参、天花粉以清热调经。药又服七剂，腹痛消失，月经已正常，本古人"去疾莫如尽"之论，仍于上方出入变化让其继续服药一月余，B超检查子宫较前明显缩小。患者全身无任何不适感而自动停药。

50.《素问·腹中论》（四十）

"黄帝问曰：有病心腹满，旦食则不能暮食，此为何病？岐伯对曰：名为鼓胀。帝曰：治之奈何？岐伯曰：治之以鸡矢醴，一剂知，二剂已。帝曰：其时有复发者，何也？岐伯曰：此饮食不节，故时有病也。虽然其病且已，时故当病，气聚于腹也。"

治验案例 患者某，女，28 岁，住湖北省枣阳市农村，农民。1952 年 4 月某日就诊。发病 1 月余，腹部膨胀如鼓，按之不舒有痛感，噫气，食欲差，稍食之则感腹胀难受，小便不利，尿色黄，脉缓，苔白腻。乃腹内气机滞塞，气化失职，发为"臌胀"，治宜宽中行气，化气渗湿，拟胃苓汤加减，另服鸡屎醴方：

厚朴 10g　陈皮 10g　苍术 10g（漂）　茯苓 10g　槟榔 10g　炒白术 10g
桂枝 10g　猪苓 10g　广木香 6g　泽泻 10g　炒枳实 10g

上 11 味，以适量水煎药，汤成去渣取汁温服，日 2 次。

鸡屎醴：

雄鸡屎 6g（炒黄）　米酒汁 1 小碗

上 2 味，将雄鸡屎盛于一干净小布袋内，同米酒汁一起，放入罐或小锅内于火上煮汁，去渣，顿服之。二三日 1 服。取雄鸡屎法：大雄鸡1 只，关于大鸟笼内，或选室内一角，将地扫干净，圈定其鸡。不使外行，每日饲之以米、水，不得杂食污饮，将每日鸡屎收起，贮于清洁容器内，加盖，备用。

按：腹内之气机郁滞阻塞，壅逆不行，则腹部膨胀如鼓，按之痛而脉见缓象。气不下行而上逆，故噫气。气机不利，壅遏中焦脾胃，则不欲饮食，强食之则感腹胀难受。气不行则水不能流，气水相结，则证见小便不利而屎色变黄。胃苓汤方加减，用厚朴、陈皮、枳实、槟榔、广木香破气除满；苍术气味辛烈，善开解气之郁结，用之以助破气除满之效；桂枝通阳化气，白术、茯苓、猪苓、泽泻健脾渗湿利水。《素问·腹中论》（四十）说："黄帝问曰：有病心腹满，旦食则不能暮食，此为何病？岐伯对曰：名曰膨胀。帝曰：治之奈何？岐伯曰：治之以鸡屎醴，一剂知，二剂已。"鸡屎醴方，用雄鸡屎通利大小便，下气消积，米酒行药势且以养体。

51.《素问·痹论》（四十三）

"痹……其热者，阳气多，阴气少，病气胜，阳遭阴，故为痹热。"

治验案例 患者某，女，23 岁，湖北武昌某工厂工人。1977 年 9 月某日就诊。发病 1 年余，肢体大小关节疼痛肿大，每于天气变化时发作，小便色黄而有灼热感，口渴，脉濡数。病为热痹，治宜燥湿清热，祛风解毒；借用三妙散加味：

苍术 10g　黄柏 10g　川牛膝 10g　薏苡仁 15g　老鹳草 10g　桑枝 15g
木瓜 15g　升麻 10g　射干 10g　威灵仙 10g

以水煎服，日 2 次。

药服 20 余剂，病愈。

按：《金匮要略·藏府经络先后病脉证》说："湿流关节。"风寒湿邪杂至，随湿流于关节，阻塞经络，气血郁滞，则肢体关节出现疼痛肿大。人体与自然环境息息相关，天气变化，则人体关节疼痛即应之而发作。素禀阳藏，经络阻塞不通，阳气郁遏，风寒化热，证见口渴，而小便黄，且感灼热。脉濡为湿，数为热，病乃今之"热痹"，唐以前之所谓"风毒"也。借用三妙散加味治之，祛风除湿，清热解毒，通络止痛。药服 20 余剂病愈。

52.《素问·痿论》（四十四）

"前阴者，宗筋之所聚，太阴阳明之所合也。""阳明者，五藏六府之海，主闰宗筋。"

治验案例 某某，男，27 岁，住湖北省枣阳市某乡镇，农民。1956 年 10 月某日就诊。突发前阴茎垂上缩，疼痛难忍，叫呼不已，痛苦不堪，四肢不温，苔白，脉伏。乃阴寒侵袭，阳气欲绝，治宜急护真阳，通经散寒，拟针刺以治之。

方： 左右归来穴，刺入 1 寸，留针 10 分钟。

按：《诸病源候论·小便病诸候·遗尿候》说："肾主水，肾气下通于阴。"《灵枢·刺节真邪》（七十五）说："茎垂者，身中之机，阴精之候，津液之道也。"是前阴乃人身之重要部位，所谓"身中之机"，而为肾所主，并为"阴精之候"，以反映肾之藏精状况。肾为寒水之藏，阴寒侵袭，肾阳欲绝，阴阳气不能相顺接，故其手足不温而苔白、脉伏。寒主收引，则肾所主之前阴茎垂向上缩入。寒则经脉凝涩不通，气血不通则发生疼痛，疼痛太甚则情不自禁而叫呼，故其前阴疼痛难忍而叫呼不已。《素问·痿论》（四十四）说："前阴者，宗筋之所聚，太阴阳明之所合也。"又说："阳阴者，五藏六府之海，主闰宗筋。"故取胃足阳明经脉之"归来"二穴以刺之，通阳散寒，流畅气血。针入即愈。

53.《素问·厥论》（四十五）

"少阳厥逆，机关不利，机关不利者，腰不可以行，项不可以顾，发肠痈，不可治，惊者死。"

治验案例 患者某，男，22 岁，湖北咸宁县农民。1967 年 8 月某日就诊。2 日来突发寒热，右下腹近腹股沟部疼痛，按之则痛甚，右腿不能伸直。某医院诊为"急性阑尾炎"。因不愿手术，转求中医治疗。诊时除腹痛外，尚有大便干燥，舌苔黄厚，脉数。证乃血气瘀滞，蓄结痈脓，发为肠痈之病。治宜清热通下，破血排脓，方用大黄牡丹汤加味：

大黄 12g　丹皮 10g　赤芍 10g　冬瓜仁 15g　桃仁 10g（去皮尖炒打）
当归 10g　芒硝 10g（后下烊化）

前 6 味，加水适量，煎汤，取汁，去渣，后加芒硝烊化，温服，日 1 剂，分 2 次服。

第 3 日复诊，服上方 2 剂，大便脓血、患部疼痛转轻，疼痛范围缩小。继服上方，因冬瓜仁缺如，加金银花、没药清热解毒活瘀止痛：

大黄 12g　丹皮 10g　赤芍 10g　当归 10g　芒硝 10g（后下烊化）　金银花 15g　制没药 10g　桃仁 10g（去皮尖炒打）

上 7 味，加水适量，煎汤，取汁，去渣，后加芒硝烊化，温服。日 1 剂，分 2 次服。

隔日复诊，服上方 2 剂，疼痛转甚，范围亦扩大。时值冬瓜仁已备，仍用第 1 次方续服。

大黄 12g　冬瓜仁 15g　丹皮 10g　赤芍 10g　桃仁 10g（去皮尖炒打）
当归 10g　芒硝 10g（后下烊化）

前 6 味，加水适量，煎汤，取汁，去渣，后加芒硝烊化，温服。日 1 剂，分 2 服。又服 3 剂，告愈。

按：本方以丹皮、桃仁、当归、赤芍破血活瘀，冬瓜仁活瘀排脓，大黄、芒硝清热通下，使脓血从大便中排出，故初服即便脓血病情转轻。然因缺少冬瓜仁，改用清热解毒之金银花与活瘀止痛之没药，服之不仅未效且病情趋重。后仍用第 1 方治之，再服 3 剂而愈。据此可知冬瓜仁之效，不可忽视。

54.《素问·厥论》（四十五）

"少阳厥逆，机关不利，机关不利者，腰不可以行，项不可以顾，发肠痈，不可治，惊者死。"

治验案例　患者某，男，70 岁，教师，1972 年 4 月某日就诊。宿有吐血病史，形容消瘦。昨日突然发生恶寒，右少腹近鼠蹊部疼痛、拒按，恶心呕吐，右腿不能伸直，脉浮数。乃血凝气滞，蓄结发痈，是所谓"肠痈"也。治宜清热解毒，凉血活瘀，佐以排脓，拟用清肠饮方：

金银花 30g　玄参 10g　地榆 20g　麦门冬 10g　当归 15g　黄芩 10g
薏苡仁 10g　生甘草 10g

上 8 味，加水适量，煎汤，取汁，去渣，温服。日 1 剂，分 2 次服。药服 3 剂而愈。

按：《金匮要略·疮痈肠痈浸淫疮病脉证并治》说："诸浮数脉，应当发热，反而洒然恶寒，若有痛处，当发其痛。"病者脉浮数而恶寒，右少腹疼痛不可按，是乃为肠痈之病。其血凝气滞，蓄结发肠痈，治本宜下其结血以消痈，奈病者年高体弱，而不耐攻下，故拟清肠饮之方，以清热解毒，凉血活瘀。病者热清毒解瘀除，肠痈自消。本方实为体弱而患肠痈者之良剂。

55.《素问·奇病论》（四十七）

"帝曰：人有病头痛以数岁不已，此安得之，名为何病？岐伯曰：当有所犯大寒，内至骨髓，髓者以脑为主，脑逆，故令头痛，齿亦痛，病名曰厥逆。帝曰：善。"

治验案例 患者，女，45 岁，武汉市某高校职工家属。1954 年 4 月发病，右侧牙齿疼痛，上连头角，下及右颈，势不可忍。经针刺治疗，止痛一天而复发如故，服二乌豆腐方无效，就诊于余，其肢体恶寒，面黄无华，苔白，脉弦，乃痰浊内阻，经气不通，法宜化痰通阳，方用"温胆汤"加味：

竹茹 15g　枳实 10g　陈皮 10g　法半夏 10g　炙甘草 10g　茯苓 10g
白术 10g

加水适量煎药，汤成去滓，取汁分温再服，一日服 1 剂，2 剂。

二诊，服上方其痛减轻，而感右半身微麻如虫行，遂于方中加党参、防风续服。

竹茹 15g　枳实 10g　陈皮 10g　法半夏 10g　炙甘草 10g　茯苓 10g
白术 10g　党参 10g　防风 3g

加水适量煎服，汤成去滓，取汁分温再服，一日服 1 剂，药服 2 剂，痛止病愈。

按：胆足少阳经脉，起于目锐眦，上抵头角，下加颊车，下颈而行身之侧。痰浊内阻，经气不利，故齿痛上连头角，下及颈部疼痛不可忍。痰湿阻滞，阳郁不伸，则肢体恶寒、面黄无华而苔白、脉弦。病乃痰阻阳郁，而非寒邪，故服二乌豆腐方药大热散寒而无效。温胆汤温化痰浊，加白术健脾燥湿以除痰湿之源。服后痛稍减而身半微麻如虫行者，乃正气不足，其方逐痰湿欲去而未得耳，故于方中加党参补正气，稍加防风祛风邪，本标兼顾之。

56. 《素问·奇病论》（四十七）

王冰注："肝与胆合，气性相通。"

治验案例 患者某，女，41岁，江浙人，保姆。1975年4月就诊。经常失眠，不能入寐，寐则多噩梦，易惊醒，心烦，舌苔黄腻。乃痰浊阻胆，肝魂不藏；治宜清化痰浊，佐以安神；拟黄连温胆汤加味：

竹茹15g　炒枳实10g　茯苓10g　制半夏10g　炙甘草10g　陈皮10g　黄连8g　生地10g　当归10g　酸枣仁10g（炒打）

以水煎服，日2次。

上药服3剂而愈，旋归江浙而去。

按：《灵枢·本输》（二）说："肝合胆，胆者中精之府。"《素问·奇病论篇》（四十七）王冰注说："肝与胆合，气性相通。"痰浊郁滞胆府，肝魂失于舍藏，则证见经常失眠，不能入寐，而寐则多噩梦，痰浊郁滞，邪实则正衰，胆气不足，故睡眠易惊醒。胆气通于心，胆有邪则心为之烦。痰浊郁结生热，则见舌苔黄腻。黄连温胆汤清化热痰；肝藏血，心主血，而血则为神之物质基础，然神在肝曰魂，在心曰神，神魂不安，故方中加入生地、当归、酸枣仁养血安神。患者服3剂而愈。

57. 《素问·奇病论》（四十七）

"帝曰：人生而有病巅疾者，病名曰何？安所得之？岐伯曰：病名为胎病，此得之在母腹中时，其母有所大惊，气上而不下，精气并居，故令子发为巅疾也。"

《素问·阴阳应象大论》（五）

"风气通于肝"，肝"在声为呼"。

治验案例 患者某，女，16岁，住武汉市武昌珞珈山，学生。1978年11月某日就诊。患者自幼病癫痫，数月一发，每发则呼叫一声而倒地，不省人事，继之口流白沫，手足抽掣，移时苏醒，一切如常，唯感头昏，脉细弦。治宜养心血，宁神志，开郁结，除风痰，拟温胆汤加味：

炒枳实 10g　竹茹 15g　茯苓 10g　法半夏 10g　陈皮 10g　大贝 10g　炙甘草 8g　川芎 10g　远志 10g　石菖蒲 10g　当归 10g　僵蚕 10g　郁金 10g

上 13 味，以适量水煎药，汤成去渣取汁温服，日 2 次。

1979 年 6 月某日复诊。服上方半年多，病未再发。改拟验方为丸缓治，巩固疗效，并善其后：

当归 60g　川芎 60g　明矾 60g　石菖蒲 60g　远志 60g（去骨）　陈细茶叶 120g

上 6 味，共研为极细末，炼蜜为丸如绿豆大，每服 3g，每日 3 次，温开水送下。

按：《诸病源候论·风病诸候下·风癫候》说："人有血气少，则心虚而精神离散，魂魄妄行，因为风邪所伤，故邪入于阴，则为癫疾。……其发则仆地，吐涎沫，无所觉是也。"同书《五癫病候》说："三曰风癫，发时眼目相引，牵纵，反强，羊鸣，食顷方解。"又同书《小儿杂病诸候一·痫候》说："痫者，小儿病也。十岁以上为癫，十岁以下为痫。"是癫痫之病，其一乃血气虚少，风邪乘之使然。风邪乘于血气，则血气郁滞化为痰浊，风痰阻窍，神识蔽蒙，故卒倒无知觉而口流白沫，且脉见细弦。痰郁生风，风痰相扰，则手足为之抽掣，殆所谓"风淫末疾"也。《素问·阴阳应象大论》（五）说："风气通于肝。"肝"在声为呼"，故癫痫发作，则先必叫呼而作羊鸣声，移时阳通气回，浊降风止，神识转苏，唯清阳未能一时复常，故始苏醒后仍有头昏感。温胆汤方加味，用当归、川芎养血活血；郁金解郁逐死血；远志补心宁神志；石菖蒲、大贝、竹茹、半夏、僵蚕通窍开结，蠲除风痰；枳实、陈皮行气，以促风痰之速去；甘草、茯苓补中渗湿，以清其生痰之源。药服半年余，病未再发，遂改验方为丸缓治，巩固疗效。用当归、川芎养血活血以止风，远志、石菖蒲补心开窍以豁痰，明矾燥湿祛痰，陈细茶叶清神祛痰，且大利小便以除生痰之源，共奏养血补心、除痰止风之效。丸药又服 1 年余，其病告愈，至今未复发。

58.《素问·大奇论》（四十八）

"肾、肝并沉为石水，并浮为风水。"

治验案例 某某，女，57岁，住荆州城内。1971年12月3日就诊。发病十余日，目下微肿如卧蚕，小便黄赤，微恶风寒，发热，头痛，腰痛，鼻塞，流清涕，口渴欲饮冷．心下硬满，按之不舒，然不碍饮食，心悸，微咳，脉浮。乃风寒激水于上，阳热内郁，法宜外散表邪，内清郁热，佐以降饮止咳，方用"越婢加半夏汤"治之：

麻黄10g　炙甘草10g　生姜10g　石膏20g　法半夏10g　大枣3枚（擘）

上6味，以适量水煎药，汤成去渣取汁温服，日2次。

服药2剂后，恶寒、鼻塞、流清涕及咳嗽等症均消失，浮肿、小便黄赤亦好转，唯昨天出现大便带黄色黏液。守原方加减继进。

麻黄10g　石膏20g　炙甘草10g　生姜10g　黄芩10g　炒白术6g　大枣3枚（擘）　炒枳实10g

上8味，以适量水煎药，汤成去渣取汁温服，日2次。服上药3剂后，诸症悉退，其病即愈。

按：风寒侵袭于肌肤，则证见微恶风寒，发热，头痛，腰疼，鼻塞，流清涕，脉呈浮象。风邪扰动内水而上泛于头面，故面目浮肿。水邪滞结心下且上犯于心、肺，故心下痞硬而按之不舒，并伴见心悸、微咳等症。阳气受阻，内郁化热，则小便黄赤而口渴欲饮冷。其病外有表邪，内有郁热，属风水为患。《金匮要略·水气病脉证并治》说："腰以上肿，当发汗乃愈。"用发汗清热之越婢加半夏汤，麻黄发汗散邪，生姜、红枣、甘草和胃补中以助之，石膏清里热，加半夏蠲饮降逆。服药2剂后，恶寒、鼻塞、清涕、咳嗽等症悉退，口渴、尿赤亦减轻，然面目浮肿未去而大便忽带黄色黏液，是内结之湿热欲去而不能。遂于原方中去半夏而合枳术汤为方，发汗清热，燥湿磨痞，服药后肿消而病愈。

59.《素问·大奇论》（四十八）

"肾、肝并沉为石水，并浮为风水。"

治验案例 患者某，男，35岁，武汉地区某大学教工。1976年5

月就诊。3日前右下肢髀部生一小疖，前天忽然发生恶寒，头面四肢微浮肿，小便黄，舌苔白，脉浮。某医院检查尿中有蛋白，诊断为"急性肾炎"。乃风寒侵袭，风激水上；治宜辛温散邪；拟香苏饮加减：

紫苏叶 10g　防风 10g　荆芥 10g　陈皮 10g　桔梗 10g　生姜 8g　葱白 2茎　杏仁 10g（去皮尖炒打）

上8味，以适量水煎药，汤成去渣取汁温服，日2次。

按：下肢生一小疖，乃血气郁滞所致。血气不和，易为外邪侵袭。风寒侵袭于表，故恶寒而苔白脉浮。风激水上壅逆于头面四肢及皮肤，故头面四肢微肿。《灵枢·本藏》（四十七）说："三焦膀胱者，腠理毫毛其应。"邪在腠理毫毛之皮肤，内应于三焦膀胱，三焦主水道，膀胱为水府，故其小便为之黄。香苏饮方加减，用紫苏叶、防风、荆芥、生姜、葱白等通阳发表以散风寒，杏仁宣肺，桔梗开提，陈皮行气利气机，以助紫苏叶、防风、荆芥等药之表散。风邪去，水无所激，则自不逆壅于上，而复其下行之性矣。药服3剂，肿消寒已而尿中蛋白亦失。

60.《素问·调经论》（六十二）

"神不足则悲。"

《素问·脉要精微论》（十七）

"言而微，终乃复言者，此夺气也。"

治验案例　某某，女，45岁，住湖北省枣阳市农村，家庭妇女。1951年2月某日就诊。发病半月，易悲伤，说话则欲哭，语音低微，多重语，善忘，有时欠伸，且失眠，苔薄，脉虚。乃心气不足，神失守持，发为"藏躁"。治宜补心安神，拟方甘麦大枣汤加味：

小麦 15g　炙甘草 10g　党参 10g　红枣 4枚（擘）　远志 10g　茯神 10g　熟地 12g　当归 10g　丹参 10g　酸枣仁 10g（炒打）

以水煎服，日2次。

按：子藏，亦曰"胞宫"。胞宫之脉上通于心，引心血入胞中而应期下出于前阴，是为"月经"。胞中血气枯少，致心气亦虚，《灵枢·本神》（八）说："心藏脉，脉舍神。心气虚则悲……"《素问·调经论》（六十二）说："神不足则悲。"其病胞精枯涸致心神衰弱，失其守持，故易悲伤而说话则欲哭，且又善忘。《素问·脉要精微论》（十七）

说："言而微，终乃复言者，此夺气也。"心气亏虚，故其脉见虚而证见语音低微且多重语。重语，即"复言"也，《伤寒论·辨阳明病脉证并治》称之为"郑声"，其所谓"虚则郑声。郑声，重语也"。人虚则易倦，阴阳相引，故时有欠伸，郑玄注《礼记·士相见礼》："志倦则欠，体倦则伸。"心在五行属火，以肝木为母，虚则子盗母气，致肝亦不足，肝藏魂，悲哀动中则伤魂，肝魂不能归藏则外扰而失眠。甘麦大枣汤方加味，用小麦、党参、远志以补心，《备急千金要方》卷十三第三说："心劳病者，补脾气以益之，脾旺则感于心矣。"用甘草、红枣之甘以补脾，使脾旺则气感于心，补脾即所以补心；《灵枢·本神》（八）说："肝藏血，血舍魂。"用当归、丹参、熟地黄养血补精，和肝藏魂，并润胞枯；茯神、酸枣仁宁神安魂，复其神守。药服十余剂诸症渐退，又将原方研末炼蜜为丸服一月余，巩固疗效。

61. 《素问·调经论》（六十二）

"血气者，喜温而恶寒，寒则泣不能流，温则消而去之。"

治验案例 患者某，女，38岁，住湖北省随县某镇，家庭妇女。1953年春月某日就诊。1年前开始发生月经错后，每次月经来潮皆愆期，或愆期数天，或愆期10余天，经色乌黑，半年后月经停止来潮。现月经停止半年，小腹部不温，四肢厥冷，苔薄白，脉沉涩细缓。乃肝寒脉凝，血行不通，导致月经停止，而病"闭经"；治宜养血通脉，温经散寒；拟当归四逆加吴茱萸生姜汤：

当归12g　桂枝10g　白芍10g　红枣4枚（擘）　细辛6g　木通10g
炙甘草10g　吴茱萸10g　生姜10g

以上煎服，日2次。药服5剂病愈。

按：《素问·上古天真论》（一）说："女子……天癸至，任脉通，太冲脉盛，月事以时下。"王冰注："所以谓之月事者，平和之气，常以三旬而一见也。故愆期者，谓之有病。"今月经愆期至六七个月而未一潮，其为闭经之病矣。《灵枢·五音五味》（六十五）说："冲脉、任脉，皆起于胞中。"冲为血海而为肝所主，肝居下焦，肝寒则所主之血海失其温养。《素问·举痛论》（三十九）说："寒气入经则稽迟，泣而不行。"故其小腹不温而月经始而愆期，继而闭止。阴血虚寒，不与阳气相顺接，故手足为之厥冷。血中阳气不足，血行不利，不能鼓脉外出，则脉见沉涩而细缓。当归四逆加吴茱萸生姜汤方，用当归、白芍、红枣活血养血，细辛温经散寒，桂枝通血分之阳，木通通经络之滞，甘草补中以益血气生化之源，吴茱萸、生姜以逐陈寒，共奏养血通脉之效。方中桂枝、白芍、甘草、生姜、红枣为桂枝汤，善和营卫，调和血气，复其阴阳顺接之常，使寒去脉通，厥回经潮，故服药5剂病愈。

《素问·上古天真论》（一）："女子……天癸至，任脉通，太冲脉盛，月事以时下。"

《素问·举痛论》（三十九）："寒气入经则稽留，泣而不行。"

62.《素问·调经论》（六十二）

"气有余则喘咳上气。"

治验案例 患者某，女，23岁，某学校教工家属。1958年8月某日就诊。患者自幼病哮喘，每冬夏两季发作。今怀孕3月，2天前哮喘复发，胸中满闷，呼吸气塞，倚物布息，不能平卧，喉中喘鸣，咳唾白色泡沫，烦躁，心下有水浸泡感，心窝部时贮少许汗水，苔白，脉浮。治宜外散表寒，内降水饮，佐以清热除烦，拟小青龙加石膏汤：

麻黄10g　桂枝10g　白芍10g　五味子8g　细辛6g　干姜10g　制半夏10g　甘草10g　石膏15g

上9味，以水煎服，日2次。

3日后复诊，服上方3剂，哮喘减轻，改拟厚朴麻黄汤：

厚朴12g　麻黄10g　干姜10g　五味子8g　细辛6g　石膏15g　半夏10g　杏仁10g（去皮尖炒打）　小麦20g

上9味，以水煎服，日2次。又服3剂而诸症尽退，至春节后顺利分娩。唯产后偶感寒邪，哮喘又复发。仍以小青龙汤外散寒邪，内降水饮，加当归10g，川芎10g，以养血活血为治。药服10余剂病愈，至今未复发。

按：《素问·调经论》（六十二）说："气有余则喘咳上气。"肺居胸中，主气，司呼吸，外合皮毛。水饮之邪蓄积在胸，遇外寒则牵动水饮上逆犯肺，阻塞气道，肺气壅遏而肺叶不布，故胸闷，呼吸气塞而倚物布息，不能平卧。息道狭窄，则呼吸不利而喉中喘鸣。《素问·阴阳应象大论》（五）说："肺……在变动为咳。"外寒、内饮交相犯肺，致肺气不降，故咳嗽而唾白色泡沫。水饮阻于心胸，阳气郁结不伸，则心下有水气浸泡感，且见烦躁。心在液为汗，心液外泄，则见心窝部时贮有汗水。病由外寒引动内饮而发，故脉见浮象。《金匮要略·肺痿肺痈咳嗽上气病脉证治》说："肺胀，咳而上气，烦躁而喘，脉浮者，心下有水（气），小青龙加石膏汤主之。"小青龙加石膏汤方，用麻黄、桂枝发表散寒，半夏逐饮，白芍《神农本草经》卷二谓其"利小便"，用之以导水饮之下出，干姜、细辛、五味子止嗽，且干姜、细辛温里散寒以助半夏之逐饮，甘草调和诸药，共成小青龙汤，为"外散寒邪，内降水饮"之名方。加石膏者，以其清热除烦躁也。有谓半夏落胎，然有病则病当之，无碍于胎也。药服 3 剂，病情好转，改拟厚朴麻黄汤方，用麻黄、杏仁、厚朴发散外邪和利气止喘，半夏逐饮，干姜、细辛、五味子止咳，且干姜、细辛温里散寒以助半夏之逐饮，小麦、石膏宁心清热而除烦躁。又服 3 剂而诸症尽退，至春节后则顺利分娩。唯在产后偶感寒邪哮喘又复发，遂以小青龙汤外散寒邪，内降水饮，加当归 10g，川芎 10g 以养血活血为治，药服 10 多剂病愈，至今未复发。

《素问·阴阳应象大论》（五）："肺……在变动为咳。"

63. 《素问·调经论》（六十二）

"神不足则悲。"

治验案例　患者某，女，55 岁，住湖北省襄樊市（现襄阳市），家庭妇女。1972 年 5 月某日就诊。儿子溺死，又家中失火被焚，3 天前发病，神识不聪，烦躁欲走，多言语，善悲哭，舌苔白，脉虚。某医院诊断为"精神分裂症"，乃心神虚馁，痰浊扰心；治宜补心神而化痰浊；拟涤痰汤：

法半夏 10g　炒枳实 12g　竹茹 15g　胆南星 10g　石菖蒲 10g　陈皮 10g　远志肉 10g　炙甘草 8g　党参 10g　茯苓 10g

上 10 味，以适量水煎药，汤成去渣取汁温服，日 2 次。

按：忧思过甚则气结聚液为痰，痰浊上扰，则心神虚馁而失守。《素问·调经论》（六十二）说："神不足则悲。"故其发病则善悲哭而脉见虚象。《难经·三十四难》说："心色赤……其声言。"神明失聪，则精神恍惚而烦躁欲走，且多言语。涤痰汤方，用半夏、南星、竹茹、陈皮燥湿化痰，且陈皮同枳实行气以佐之，茯苓、甘草渗湿和中，以绝其生痰之源，党参、远志、石菖蒲补心安神，通窍益智。药服6剂，家中亦得到适当安慰而病遂愈。

64. 《素问·调经论》（六十二）

"神有余则笑不休。"

《素问·藏气法时论》（二十二）

"心欲软，急食咸以软之。"

治验案例 患者某，男，40岁，住湖北省枣阳市某区镇，干部。1975年4月某日就诊。患高血压病已多年，忽于2周前发生时而无故微笑，自己明白而不能控制，形体胖，头部昏闷，口干，舌苔厚腻而黑，脉象弦数。乃痰涎沃心，神明失守；治宜化痰涎，泻心火；拟导痰汤加味：

胆南星 10g　炒枳实 10g　茯苓 10g　法半夏 10g　炙甘草 6g　陈皮 10g　大贝母 10g　石菖蒲 10g　黄芩 10g　黄连 10g　玄参 10g

上11味，以适量水煎药，汤成去渣取汁温服，日2次。

按： 《灵枢·九针论》（七十八）说："心藏神。"《素问·调经论》（六十二）说："神有余则笑不休。"心邪盛，则见时而无故发笑而不能自控。形体肥胖多属痰盛体质。痰浊郁结，清阳不升，津液不布，则头部昏闷，舌苔厚腻而口干，脉弦。痰郁化火，火极似水，故脉兼数象而舌苔兼黑色。《灵枢·癫狂》（二十二）说："狂者多食，善见鬼神，善笑而不发于外者，得之有所大喜。"喜则气缓，津聚为痰，痰涎沃心，发为狂证善笑。导痰汤方加味。用导痰汤化痰行气。加大贝母、石菖蒲开郁通窍，黄连、黄芩泻心火，以平心神之有余。《素问·藏气法时论》（二十二）说："心欲软，急食咸以软之。"加玄参咸软，以遂心欲而滋水以制火。药服7剂，痰消火退，善笑遂已。

65. 《素问·调经论》（六十二）

"血之与气，并走于上，则为大厥。厥则暴死，气复反则生，不反则死。"

《素问·阴阳应象大论》（五）

"心主舌""心在窍为舌"。

治验案例 患者某，女，55 岁，住武汉市武昌区，某商店售货员。1977 年 10 月某日就诊。数月前突然中风卒倒，昏不知人，移时苏醒后，即见右半身活动失灵，不能运动，口部向左歪斜，言语不清晰，苔白腻，脉沉弦。乃风痰壅阻于身半，气血不养，为"偏枯"之病，治宜利窍祛壅，化解风痰，拟导痰汤加味：

胆南星 10g　防风 10g　茯苓 10g　法半夏 10g　炙甘草 10g　陈皮 10g
炒枳实 10g　石菖蒲 10g　白附子 10g　白僵蚕 10g　远志 8g（去骨）

上 11 味，以适量水煎药，汤成去渣取汁温服，日 2 次。

按：《素问·调经论》（六十二）说："血之与气，并走于上，则为大厥。厥则暴死，气复反则生，不反则死。"风痰阻窍，气血逆乱，神识昏蒙，不能自持，则见突然中风昏倒，不省人事，是乃古之所谓"痰中"也。移时藏府气复，故苏醒。其神志虽已清醒有知，然风痰仍阻塞于身之右半，经脉不通，失其血气之濡养，故患者右侧半身不遂，右颊邪伤而皮肉筋脉缓纵，左颊无邪则皮肉筋脉相引而见急，故口颊喎戾而向左侧歪斜。《素问·阴阳应象大论》（五）说："心主舌。"又说："心在窍为舌。"且心手少阴之别络系于舌本，风痰壅窍，心脉受阻，则语言为之不利。风痰内郁为病，故苔见白腻而脉见沉弦，导痰汤方加味，用南星、半夏、白附子、僵蚕、防风化痰祛风，菖蒲、远志开窍祛痰，甘草、茯苓健脾渗湿，以净生痰之源，枳实、陈皮行气，以佐南星、半夏等药之化痰，断断续续服药数十剂，时经半年多而病愈。

66.《素问·调经论》（六十二）

"视其血络，刺出其血。"

治验案例 某某，女，38 岁，住湖北省嘉鱼县某集镇，市民。1978 年 3 月就诊。发病一年多，背、腹及四肢肌肤常见不规则约蚕豆大青紫色斑块，按之有压痛感，此起彼伏，长年不断。口干，牙龈易出血，月经色红，每月潮前小腹痛，手心热，脉涩。病乃络脉损伤，血气凝滞而为紫癜，治宜活血化瘀，拟桃红四物汤加味：

当归 12g　川芎 10g　赤芍 10g　制乳香 10g　制没药 10g　红花 10g

制香附 10g　凌霄花 8g　丹皮 10g　桃仁 10g（去皮尖炒打）　　生地 10g

以水煎服，日 2 次。

按： 络脉损伤，血溢络外，瘀滞不行，致皮下常见青紫斑块且无故出血。血瘀则气滞，故月经潮前小腹痛。血瘀气滞，郁而生热，则口干、手心热。其脉涩者，为血气瘀滞使然。方用当归、川芎、红花、桃仁、乳香、没药通络行瘀，生地、丹皮、赤芍、凌霄花以清血分之热，气为血之帅，气行则血行，用香附行血中之气，以促瘀血之速除。药服14 剂而病愈。

67.《素问·调经论》（六十二）

"阴虚则内热。"

治验案例 某某，男，4 岁，住武汉市武昌某大学宿舍。1978 年 7 月17 日就诊。肌肤经常出现紫癜，按之无压痛，鼻孔、齿龈均易出血，口干，手足心发热，小便色黄，腹软，食欲差。乃血虚津少，虚热迫血妄行于脉外，发为"紫癜"，治宜养血清热，佐以生津，拟地骨皮饮加味：

地骨皮 9g　丹皮 9g　熟地 9g　当归 9g　白芍 9g　川芎 3g　阿胶 9g（烊化）　麦门冬 9g　党参 6g

以水煎服，日 2 次。

按： 阴血虚少，不能相配于阳，则阳偏盛而为虚热，虚热伤络，且迫血妄行，其出于肌肤则为紫癜，出于鼻孔则为鼻衄，出于齿龈则为齿衄。血出久则津液少，津液少则胃纳呆，故见口干而食欲亦差。《素问·调经论》（六十二）说："阴虚则内热。"阴血虚少，内热便生，故其手足心发热、小便色黄。地骨皮饮方加味，用四物汤、阿胶滋养阴血，活血止血；党参、麦门冬生津液，和脾胃，以启气血生化之源；地骨皮、丹皮清虚热而和阴血。药服五剂而病愈，至今未复发。

68.《素问·调经论》（六十二）

"血气者，喜温而恶寒，寒则泣不能流……"

治验案例 某某，男，11 岁，住湖北省枣阳市农村，学生。1978年 9 月某日就诊。小腹疼痛一年余，近来加重，下腹部近曲骨上缘偏左约二横指处有一包块，按之不移动，质较硬，有压痛，小便排尿不畅，常突然中断。某医院拍片检查，"见膀胱前下方有充盈缺损，边缘不光滑，考虑有恶性肿瘤可能，结核不能完全排除"。乃下焦瘀血凝滞，结为癥积，治宜破血攻瘀，拟方抵当汤加味。

方：当归10g　川芎8g　赤芍10g　水蛭8g（炒）　虻虫8g　大黄8g　桂枝8g　桃仁8g（去皮尖炒打）

以水煎服，日2次。

按：《素问·调经论》（六十二）说："血气者，喜温而恶寒，寒则泣不能流……"寒气伤于膀胱血脉，血脉不能流行，遂凝滞瘀积。血属阴，阴主静，阴血乃有形之物，凝滞瘀积，则结为包块，形成"癥积"，质硬而按之不移动。病乃血瘀气滞，经脉阻遏不通，按之则血气不通尤甚，故有压痛。小便时，包块随尿液之下泄而压迫于尿窍，故其排尿不畅而常突然中断。抵当汤方加味，用水蛭、虻虫、桃仁破血攻瘀，大黄推陈出新、猛夺瘀血从大便以出，桂枝温经通阳散寒以佐之，当归、川芎、赤芍养血活血，一以助攻瘀血之力，一以防经脉血之伤。药服六十余剂而癥消症止，小便复常，至今未复发。

69.《素问·调经论》（六十二）

"气有余则喘咳上气。"

治验案例　某某，男，1岁，住武汉市武昌区。1985年8月15日就诊。两月前发病，呼吸喘促，咳嗽有痰，发热，口渴，烦躁不安，哭叫不已，数夜未眠，不食，形体消瘦，大便泄利，小便次数多而量少色黄，舌苔白，指纹粗大紫黑而伸出命关。乃痰浊壅遏，肺气逆上，法宜清化热痰，降逆平喘，治用"二陈汤"加味：

法半夏6g　陈皮6g　茯苓6g　炙甘草5g　厚朴5g　杏仁5g　前胡5g　天花粉6g

加水适量煎药，汤成去滓，取汁温分再服，一日服一剂。药服三剂后，喘平就睡，大小便亦正常，指纹色转浅淡，尚微有咳嗽、发热、食欲不振。遂于方中去厚朴、杏仁加白术续服：

法半夏6g　陈皮6g　茯苓6g　炙甘草5g　前胡5g　天花粉6g　炒白术5g

加水适量煎药，汤成去滓，取汁温分再服，一日服一剂。药服3剂，诸症悉退，其病痊愈。

按：痰浊壅遏，肺失肃降之令，则见呼吸喘促、咳嗽有痰。唯其喘促之重，不能平卧，故烦躁不安，数夜未眠而哭叫不已。肺与大肠相表里，肺气上逆而不能统摄大肠，则大便泄利。肺失其通调水道之用，则小便次数多而量少色黄。痰壅热郁，故其不食、发热、口渴、指纹粗大紫黑。指纹伸出命关，为病情危重之症。二陈汤化痰降逆，加厚朴、杏仁利气平喘，加前胡、花粉清化热痰，且以生津止渴。服后喘平利止而仍不食，故于方中减去利气平喘之厚朴、杏仁，而加入培土健脾之白术，方虽简单，但药中病机，故药仅六剂而病愈。

70.《素问·调经论》（六十二）

"血气者，喜温而恶寒，寒则泣不能流，温则消而去之。"

治验案例　某某，男，30 岁，住湖北省神农架林区某镇，干部。1990 年 10 月 3 日就诊。发病一年余，热季轻，冷季重。每遇冷风或冷水，则全身肌肤发生乌红色不规则酒杯口大块状紫癜，瘙痒，天暖则好转，舌苔白，脉浮而弦紧。某医院诊断为"过敏性紫癜"。乃风寒外袭，血气凝郁，治宜表散风寒，活血解凝，拟荆防败毒散：

防风 12g　荆芥 10g　茯苓 10g　川芎 10g　羌活 10g　独活 10g　柴胡 10g　前胡 10g　桔梗 10g　炒枳壳 10g　炙甘草 10g　生姜 8g

以水煎服，日 2 次。

按：《素问·调经论》（六十二）说："血气者，喜温而恶寒，寒则泣不能流，温则消而去之。"风寒外袭，血脉凝滞，则肌肤见乌红色块状紫癜，天暖好转。风寒侵袭于肌肤，故舌苔白、脉浮而弦紧。风性善动，故紫癜皮肤瘙痒。《灵枢·终始》（九）说："痒者，阳也。"《灵枢·寿夭刚柔》（六）说："在外者，筋骨为阴，皮肤为阳。"可见此病之邪是在皮肤也。《释名·释疾病》说："痒，扬也，其气在皮中欲得发扬，使人搔之而扬出也。"紫癜瘙痒，是其风寒之邪在皮肤，且有发扬外出之机，治之宜因势利导而以辛温之剂发散之。荆防败毒散方，用防风、生姜、羌活、独活温散风寒，川芎、荆芥活血、祛血分之风，柴胡、前胡一升一降，以搜周身上下之邪，桔梗、枳壳疏利气机，有助于邪气之外散，茯苓、甘草健脾和中，且甘草调和诸药，合奏散邪解凝之效。药服三剂而病减，嘱其续服，惜余离开神农架林区而未能见到其最后效果。

71.《素问·调经论》（六十二）

"血有余则泻其盛经出其血。"

治验案例 某某，女，39 岁，住武汉市武昌区，某大学教师。1992 年 10 月 19 日就诊。患者末次月经为 10 月 10 日来潮。其发病已两年余，每次月经来潮前口渴、大便干，潮时经行不畅，小腹微痛，有坠胀感，月经量多，七天始净，经血色红，有血块，苔白薄，脉弦滑。乃血气瘀滞，经行失常，治宜活血破瘀，佐以行气、护正，方拟桃红四物汤加减：

当归 10g　　川芎 10g　　赤芍 10g　　制三棱 10g　　制莪术 10g　　红花 10g　制香附 10g　　桃仁 10g（去皮尖炒打）　　天花粉 15g　　白术 10g（炒）　　党参 10g

以水煎服，日 2 次。

11 月 2 日复诊。月经周期尚未至。服上方 7 剂，未见明显变化，仍拟上方加丹皮、益母草续服：

当归 10g　　川芎 10g　　赤芍 10g　　制三棱 10g　　制莪术 10g　　红花 10g　制香附 10g　　桃仁 10g（去皮尖炒打）　　丹皮 10g　　益母草 12g　　天花粉 15g　党参 10g　　炒白术 10g

以水煎服，日 2 次。

按：肝藏血而主月经，在五行属木而有疏泄之用。肝气不和，失于疏泄，则血气瘀滞而脉见弦象。经行不畅，小腹坠胀微痛，且经血结块而下，是乃为瘀血为病之明征。其瘀血停积体内，则正常血液不能循经而流行，以致其随月经而下出，故见月经之量过多，有血块，小腹坠胀而微痛。血瘀则气滞而化热，血热则经血色红而不见乌黑，脉亦见滑象，且潮前即预见口渴和大便干之症。治之不去瘀则无以减少其月经之过多。破瘀正所以减其过多之血出也。桃红四物汤方加减，用当归、川芎、赤芍养血活血以调肝；红花、桃仁、三棱、莪术行血破瘀；气为血之帅，气行则血行，香附行血中之气，以助瘀血之化除；天花粉清热生津止渴，且亦活血调经；党参、白术补益脾胃，以防三棱、莪术之克伐而伤正。药服七剂未见明显变化，遂于原方加丹皮、益母草以增加其方凉血活瘀之效。药服两剂，月经于 11 月 4 日来潮，经量明显减，四天干净，月经之血块亦只有少许。药又服 10 剂，月经应期来潮，经量已正常，大便通畅，食欲甚佳，唯唇上发生小红疙瘩而感口干，故仍拟原方加凌霄花 10g 更增强其凉血之功，以清其血分之郁热而巩固其疗效。前后共服药二十六剂而经调病愈。

72.《素问·缪刺论》（六十三）

"人有所堕坠，恶血留内，腹中满胀，不得前后，先饮利药。此上伤厥阴之脉，下伤少阴之络。刺足内踝之下、然骨之前血脉出血，刺足跗上动脉；不已，刺三毛上各一痏，见血立已，左刺右，右刺左。"

经验方：

当归 12g　川芎 10g　白芍 10g　制香附 10g　桃仁 10g（去皮炒打）　红花 10g　枳实 10g（炒）　厚朴 10g　大黄 10g　芒硝 10g（烊化）　乳香 10g（制）　没药 10g（制）　䗪虫

加汤少许，以水煎服。

73.《素问·天元纪大论》（六十六）

"少阴之上，热气主之。"

治验案例　患者某，女，50 岁，住湖北省枣阳市某乡镇，家庭妇女，1950 年 12 月某日就诊。发病已数日，卧床不起，但欲眠睡，而又烦躁不得安卧，神昏，呼之则应，妄言胡语而作郑声，口舌干燥，小便黄，舌苔黑色而少津，脉微细数。乃热入少阴，水火未济，治宜滋水泻火，交通心肾，拟黄连阿胶汤：

黄连 12g　黄芩 10g　鸡子黄 2 枚　白芍 10g　阿胶 10g（烊化）

上 5 味，以适量水先煎 3 味，汤成去渣取汁，纳阿胶于药汁中烊化，待温加入鸡子黄烊化，搅匀温服，日二次。另用犀角磨水取汁一小杯顿服（现犀角已禁用）。

按：《素问·天元纪大论》（六十六）说："少阴之上，热气主之。"《素问·阴阳应象大论》（五）：水火者，阴阳之征兆也；阴阳者，万物之能始也。故曰：阴在内，阳之守也；阳在外，阴之使也。邪入少阴，病势已深，故其卧床不起，神昏但欲寐，且妄为言语，然呼之则应。少阴热化，真阴受灼，水火不相济，故心中烦，不得卧而小便色黄。少阴水亏，无以上布，则口舌干燥；少阴热盛，火极似水，则脉微细数，舌苔色黑而少津。《伤寒论·辨少阴病脉证并治》说："少阴病得之二、三日以上，心中烦，不得卧，黄连阿胶汤主之。"黄连阿胶汤方，用黄连泻心火，使之下交肾水，以黄芩清热助之；用阿胶补肾水，使之上交心火，以白芍和阴佐之；鸡子黄入中宫，运转上下，以达心肾相交、坎离交媾、水火既济而成"泰"。另用犀角磨水服者，以其入心解热毒，凉血清神也。药服一剂而邪退神清，遂专事调理而病渐愈。

74.《素问·天元纪大论》（六十六）

"少阴之上，热气主之。"

治验案例 某某，女，3岁，住湖北省咸宁县农村。1967年8月某日就诊。发病5天，发热，昏睡，偶尔太息，心烦，时见右腿抬起欲小便，尿短少色黄，口渴欲饮水，舌苔黄。乃病邪入里，化热伤阴，治宜养育真阴，利水泻热，拟猪苓汤加味：

猪苓6g 茯苓6g 泽泻6g 滑石6g 阿胶6g（烊化） 浙贝5g 麦门冬6g

以水煎服，日2次。

按：《素问·天元纪大论》（六十六）说："少阴之上，热气主之。"邪气入里，从少阴之热化，则见发热、口渴、心烦、舌苔黄。热盛阴伤，肾水不济，心神失聪，则小便短少色黄而昏睡。此"昏睡"者，正是《伤寒论》中所述"少阴病"之"但欲寐"也。其正气郁结，故偶尔见一太息。猪苓汤方加味，用猪苓、茯苓、泽泻、滑石利小便以泻热邪，阿胶育养肾之真阴，加麦门冬生津清热除烦，从高源以滋肾水，促真阴之早复，浙贝解郁开结，有助于正气流行。药服一剂，邪热去而真阴复，神气清，病即告愈。

75.《素问·五常政大论》（七十）

"其病癃闷，邪伤肾也。"

《素问·六元正纪大论》（七十一）

"火郁发之。"

治验案例 患者某，男，40岁，住湖北省石首县（现石首市）农村，农民。1954年7月某日就诊。当天下午突然发病，小便闭塞，点滴不通，小腹满急，意欲小便而不能，痛苦不堪，脉象沉实有力。乃命门相火郁结，肾气不化，是则所谓"癃闭"之证。治宜泻火滋阴，化气通关，拟方通关丸，改丸为汤：

黄柏30g　　知母30g　　肉桂3g

上3味，以适量水煎药，汤成去渣取汁温服，日2次。

按：癃闭，古亦作"癃閟"，又作"淋秘"。《素问·五常政大论》（七十）说："涸流之纪，是谓反阳……其病癃閟，邪伤肾也。"《金匮要略·五藏风寒积聚病脉证并治》说："热在下焦者……亦令淋泌不通。"肾阴不足，命门相火偏亢，火热之气偏盛于下，故脉象见沉实有力，相火郁结，气化失职，膀胱之气化不利，则小便点滴不通，但意欲小便而不能，成为"癃闭"之证，唯其小便点滴不通，则尿无泄出之路，贮停于膀胱，膀胱居小腹之内，故小腹满急而痛苦不堪。通关丸方，重用知母、黄柏滋肾阴，泻命门相火，并本《素问·六元正纪大论》（七十一）"火郁发之"之旨，少用肉桂之辛温散郁而复肾阳化气之职。此热因热用，是为"反佐法"。药服后小便旋即通畅，癃闭之证去而病遂已。

76.《素问·五常政大论》（七十）

"皮瘤肉苛，筋脉不利。"

治验案例　患者某，女，43岁，住湖北省江陵县农村，干部。1971年11月某日就诊。发病已数月，左肩臂疼痛不能举，活动受阻，左手有麻木感，苔白腻，脉弦实。乃痰浊阻滞，经脉不通；治宜祛痰化浊，活血通经；拟方二陈汤加味：

法半夏10g　　茯苓10g　　陈皮10g　　炙甘草8g　　当归10g　　川芎10g
片姜黄10g　　僵蚕10g

上8味，以适量水煎药，汤成去渣取汁温服，日2次。

按：病由痰浊郁结所引起，故其舌苔白腻，脉象弦实。痰浊郁遏于左侧之肩臂部，其经脉阻滞，气血不得畅流，则其肩臂疼痛而活动不便。气血不能正常流行于手臂，则左手失其濡养，故感麻木。二陈汤化痰祛浊，加当归、川芎、片姜黄活血以通经脉，僵蚕祛风痰而活络，药服6剂而病愈。

77.《素问·六元正纪大论》（七十一）

"寒胜则浮……湿胜则濡泄，甚则水闭胕肿。"

《素问·平人气象论》（十八）

"足胫肿曰水。"

治验案例 患者某，女，7 岁，1970 年 11 月 10 日初诊。发病 1 月余，近日加剧。诊见全身浮肿，腹满按之软，大便时溏，小便短少色黄；手足冷，不渴，偶欲热饮，食欲差。舌苔白润，脉沉小迟，昨晚微咳，流清涕。拟以真武汤加减：

制附片6g　茯苓8g　生姜6g　炒白术8g　炙甘草6g

上 5 味，以适量水煎药，汤成去渣取汁温服，日 2 服。服药 2 剂后，病好转；服药 4 剂，病即痊愈。

按： 患儿水湿内阻，阳气抑遏而不得伸。水湿浸于外而全身浮肿，水湿渍于内而大便时溏。阳气郁遏而不化膀胱之气，则小便短少色黄；不能达于四肢，则手足为之冷；不能正常运行血气，则脉沉小迟；不能温暖于脾胃，则食欲较差。舌苔白润，亦为湿盛阳郁之象。其湿邪内盛于中焦，故证见腹部膨满；然腹满究为湿邪内滞所致，终非燥热实邪，故腹部虽满而按之仍软。阳气被抑，失其主外之能，稍遇风寒即感而加病；后增微咳且流清涕者，乃微感外寒使然。治用真武汤以温阳化气，利水祛湿。因其病中虚便溏，故去动胃之芍药而加补中之甘草。服后水利湿去，阳通正复，而肿病旋愈，其外感之微寒亦自散。

78.《素问·六元正纪大论》（七十一）

"厥阴之至为里急。"

治验案例 某某，女，30 岁，山西省太原市某医院一护士长的女儿。怀孕约 2 个月，每天前阴有少量血液漏下，自以其病与太原某个银行工作人员同，取其《金匮要略》胶艾汤加白术方连服 3 剂未效，遂于 2006 年 10 月 14 日来电话相询。余问及患者"怀孕 2 个月，每天有少量血液自前阴下出，小腹绞痛"，与前例患者"无小腹绞痛"者有异。《素问·六元正纪大论》（七十一）说："厥阴之至为里急。"小腹绞痛，正是厥阴肝脉拘急而痛，故嘱其将原方中白芍 10g 加至 15g，继续服之。其方中白芍又加 5g 者，以其平肝邪而缓肝脉之拘挛也。故其后 5 日即 19 日来电话称：患者服加白芍方 3 剂后，前阴出血止而小腹绞痛愈，并又续服药 2 剂，余即嘱其可停药。

79.《素问·至真要大论》（七十四）

"帝曰：厥阴何也？岐伯曰：两阴交尽也。"

《素问·六微旨大论》（六十八）

"厥阴之上，风气治之，中见少阳。"

《素问·阴阳应象大论》（五）

"酸生肝。"

《素问·藏气法时论》（二十二）

"肝苦急，急食甘以缓之。"

治验案例 某某，女，38 岁，住湖北省枣阳市农村，农民，1950 年 10 月某日就诊。发病十余日，开始恶寒发热，旋即恶寒已而发热 3 天，则转为手足厥冷 3 天，今又转为发热已 4 天，心中烦闷不舒，舌苔白，脉数。乃病人厥阴，厥热胜复，治宜寒热互投，拟乌梅丸方，改丸为汤服。

方：乌梅 12g 黄连 10g 黄柏 10g 炮附片 8g 干姜 8g 桂枝 8g 细辛 6g 炙甘草 8g 党参 10g 当归 10g

以水煎服，日 2 次。

按：病入厥阴，则随其厥阴之化，《素问·至真要大论》（七十四）说："帝曰：厥阴何也？岐伯曰：两阴交尽也。"两阴交尽谓之厥阴。是厥阴为阴气将尽，阳气初生。然阴气将尽而未尽，阳气初生而未壮，居于阴阳进退之界，进则阳胜，退则阴胜。故厥阴为病，进则阳胜而发热，退则阴胜而手足厥冷，阴阳进退，则证见厥热胜复。《素问·六微旨大论》（六十八）说："厥阴之上，风气治之，中见少阳。"是厥阴本风而标阴，中见少阳相火。今厥阴风火循手厥阴心包络经脉上扰心神，故心中烦闷不舒。寒热错杂，故舌苔白而脉数。乌梅丸方，寒热互投，以治其阴阳错杂。《灵枢·经脉》（十）说："厥阴者，肝脉也。"《素问·阴阳应象大论》（五）说："酸生肝。"故用乌梅之酸以补肝体为君，当归养血以和肝；《素问·藏气法时论》（二十二）说："肝苦急，急食甘以缓之。"用党参、甘草之甘以缓肝经之急迫，黄连、黄柏以泻阳热之邪，桂枝、干姜、附片、细辛以祛阴寒之邪。寒以泻热，温以祛寒，各自为功，两不相妨。改丸为汤者，丸缓而汤速也。药服一剂而病愈。

80.《素问·至真要大论》（七十四）

"诸躁狂越，皆属于火。"

《素问·藏气法时论》（二十二）

"肝欲散，急食辛以散之。"

治验案例 患者某，女，25岁，住湖北省随州市某镇，家庭妇女。1953年2月某日就诊。1周前因夫妻一次口角而发病。卧床不语，不食不饮，时而两目发赤则起身欲奔，亲人将其按倒在床即又卧下，旋而又如是。乃肝胆气郁，风火上扰，神明失聪；治宜去热泻火，重镇安神；借用风引汤以治之。拟方：

大黄10g 干姜6g 桂枝6g 炙甘草10g 龙骨10g 牡蛎10g 赤石脂15g 白石脂15g 石膏15g 寒水石15g 紫石英15g 滑石15g

上12味，以适量水煎药，汤成去渣取汁温服，日2次。

按： 肝胆郁结，则卧床不语，且不食不饮。肝开窍于目，胆气通于心。郁而化火生风，风有作止，火性急数，其风火上扰心神，故时而两目发赤则起身欲奔。《素问·藏气法时论》（二十二）说："肝欲散，急食辛以散之。"风引汤方，用桂枝、干姜之辛以散郁开结，大黄、石膏、滑石、寒水石除热泻火，且石膏、滑石、寒水石与紫石英、赤石脂、白石脂、龙骨、牡蛎等重镇以安神，甘草和中。药服2剂而神清，饮食起居如常，唯心脉尚未通于舌则哑而不能说话，余嘱以"勿治之，待其心脉通则当自愈"。后果然。

81.《素问·至真要大论》（七十四）

"诸风掉眩，皆属于肝。"

《素问·离合真邪论》（二十七）

"寒则血凝泣。"

治验案例 患者某，女，40岁，住湖北省随州市某镇，家庭妇女。1953年秋末某日就诊。3日前，在月经期间入河水中洗衣被，从而发病，开始恶寒发热，月经亦止而停潮。经治疗未效，3日后其寒热自罢，旋即转为头目眩晕，不能起床，目合不语，时而睁眼暂视周围而遂闭合，目光如常，脉细沉涩。乃正虚血瘀，风木上扰；治宜滋水涵木，祛瘀熄风；方拟左归饮加味：

熟地 15g　山药 12g　山茱萸 12g　茯苓 12g　炙甘草 9g　枸杞子 12g　车前子 9g　五味子 6g

以水煎服，日 2 次。

第 2 天复诊。服上方 1 剂，即大便下血而诸症遂失，神清人慧。仍拟上方 1 剂续服，以巩固疗效。

按：《素问·至真要大论》（七十四）说："诸风掉眩，皆属于肝。"肝在五行属木而主风，有疏泄之用，藏血而司月经。经为血，喜温而恶寒。患者月经期间，于秋凉时入河水中洗衣被，水寒外浸。《素问·离合真邪论》（二十七）说："寒则血凝泣。"血气因寒而凝泣不流，则月经停止；寒邪外伤而营卫不和，则恶寒发热。患者正气素虚，3 日后邪气乘虚入深，外则营卫自调而寒热退，内则血气凝瘀而肝不疏泄，且失其藏血之用，遂致木郁生风，风邪上扰清窍而头目眩晕。晕甚则不能起床，目瞑不欲语。肝肾虚弱，则脉见沉细；血气凝瘀，故沉细脉中又兼涩象。其血瘀未久，尚未坚结，且正气衰弱，不耐攻破，故治宜扶正以祛邪，助肝气以复其疏泄之用，则血活瘀行，风歇止而眩晕自愈。然肝木乃生于肾水，肝气盛常有赖于肾气旺，故治本于"虚则补其母"之法，用左归饮方加五味子、车前子滋水涵木，补肾以养肝。服药后，肝旺而疏泄之权复，瘀不能留，故从大便下出而诸症咸退，病遂告愈。

82.《素问·至真要大论》（七十四）

"诸呕吐酸……皆属于热。"

治验案例　患者某，男，40 岁，住湖北省枣阳市农村，农民。1955 年 4 月某日就诊。呕吐 10 余日，吐出物有酸味，近 3 日来呕吐淡红色血水，口舌干燥，乃胃逆呕吐，血脉损伤，治宜和胃降逆，清热益气，佐以养血，借用干姜黄连黄芩人参汤，以生姜汁易干姜加味：

黄连 9g　黄芩 9g　生姜汁 1 杯　党参 12g　当归 12g

上 5 味，以适量水煎药，汤成去渣取汁温服，日 2 次。

按：《素问·至真要大论》（七十四）说："诸呕吐酸，暴注下迫，皆属于热。"胃热气逆，则呕吐而有酸味；呕吐不已，胃中血脉损伤，致少量血液渗入胃液中，故近日吐出淡红色血水；津液因吐而受伤，则口舌干燥。干姜黄芩黄连人参汤方，去干姜之大温，易之以生姜汁和胃止吐，用黄连黄芩泄热、坚胃，党参益气、生津液，当归养血活血，以防血脉之渗漏。药服1剂而吐止。

83.《素问·至真要大论》（七十四）

"诸气膹郁，皆属于肺。"

治验案例 患者某，女，54岁，家庭妇女，1966年5月就诊。

患肺痈多年，前不久因母子不和，而服"敌敌畏"欲自尽，被邻人发现送某医院洗胃抢救。脱离危险后，腹部胀大如鼓，遂来就诊。诊时见咳嗽，微引胸中疼痛，唾脓液痰，气味腥臭，口中干燥，小便黄，脉微数。病乃肺部痈脓，失于主气，治宜清肺解毒，排泄痈脓，拟苇茎汤合桔梗汤加味：

苇茎30g　薏苡仁10g　冬瓜仁15g　桔梗10g　甘草10g　鱼腥草15g　大贝母10g　桃仁10g（去皮尖炒打）

上8味，加水适量，煎汤，取汁，去渣，日1剂，分2次温服。药服3剂后，腹胀消失，咳嗽减轻。继服6剂而病愈。

按：风热邪毒伤肺，血脉瘀滞，蓄结痈脓，则咳引胸中痛而唾腥臭脓液痰，且脉微数。邪毒伤于血脉，不在气分，故口中干燥而不饮水。肺为水之上源，水源不清，则小便为之变黄。肺主一身之气，蓄结痈脓，则失其主气之用，其所服之"敌敌畏"虽洗除，然被药毒所伤之气机难复，气机壅塞，故腹部胀大如鼓。此时如宽中利气消腹胀，其药温燥之性必有害于蓄结痈脓之肺藏，遂本《素问·至真要大论》（七十四）"诸气膹郁，皆属于肺"之旨，仍拟苇茎汤合桔梗汤加味以治肺痈且消腹胀。方以苇茎为君，佐以鱼腥草、甘草清热解毒；薏苡仁、冬瓜仁、桃仁、桔梗活瘀排脓；大贝母化痰开郁结。共奏清热解毒、排脓开结之效。

84.《素问·至真要大论》（七十四）

"厥阴之胜……少腹痛，注下赤白。"

治验案例 患者某，女，35岁。1969年8月9日就诊。1969年8

月 5 日发病，发热，下痢红白黏冻，且时伴以鲜血，1 日达 20～30 次，里急后重，痛苦不堪，口渴欲饮水，恶心欲吐，食欲不振。经他医治疗未效而于 8 月 9 日就诊于余。诊见形体消瘦，精神困惫，舌苔黄，脉细数。此乃湿热郁遏肠道，气血郁滞，拟白头翁汤加味：

白头翁 12g　黄连 10g　黄柏 10g　广木香 6g　秦皮 10g　当归 12g
炒枳壳 10g　桔梗 10g

上 8 味，以适量水煎药，汤成去渣取汁温服，日 2 次。服 2 剂未效，此乃气滞不重，而热甚血伤尤深，故于上方中去疏利气机之桔梗、枳壳；加槐花 12g，地榆 15g 凉血止血：

白头翁 12g　黄连 10g　黄柏 10g　广木香 6g　秦皮 10g　当归 10g
槐花 12g　地榆 15g

上 8 味，以适量水煎药，汤成去渣取汁温服，日 2 次。服药 1 剂，发热、口渴、恶心等症消失，食欲好转，表明热邪稍退，胃气渐顺。然仍下痢红白黏冻，1 日夜 20～30 次，里急后重，困惫异常。仍以原方加减：

白头翁 12g　黄连 10g　黄柏 10g　广木香 6g　秦皮 10g　当归 12g
炙甘草 10g　地榆 30g　阿胶 12g（烊化）

上 9 味，以适量水先煎前 8 物，去渣取汁，纳阿胶于药汁中烊化，温服。药服 1 剂，大便转为正常，红白黏冻全无，里急后重消失，痢疾已愈。再以其方 1 剂巩固疗效。

按：湿热郁遏，熏蒸于肠胃，腐败气血，奔迫于后阴，而为下痢红白黏冻，且时伴以鲜血。血气瘀滞，气机不畅，故里急后重，下痢 1 日夜达数十次。胃气失降，故恶心欲呕，且食欲不振。热盛于身则发热，口渴欲饮水，舌苔黄，脉细数，其病为湿热痢而热重于湿，治本《伤寒论·辨厥阴病脉证并治》"热痢下重者，白头翁汤主之""下痢欲饮水者，以有热故也，白头翁汤主之"之法，以白头翁汤泄热燥湿，凉血解毒为主，加当归行血以愈便脓，加广木香调气，枳壳、桔梗疏利气机以除后重。服药 2 剂未见稍效，遂以其邪热过甚而减去疏利气机之桔梗、枳壳，加入槐花、地榆以增强凉血泄热之力。服药后，发热、口渴、恶心等症消失，食欲亦好转；但下痢红白黏冻伴鲜血之证不减轻，1 日夜仍为数十次，里急后重，困惫不堪；舌苔黄，脉细数。此乃劳累体弱之故，遂本《金匮要略·妇人产后病脉证并治》"产后下痢虚极，白头翁加甘草阿胶汤主之"之法，于上方减凉血之槐花，加入阿胶以养阴止血，炙甘草资汁补中，助正气以除湿热。患者虽非产后，但其痢前身体衰弱，与"下痢虚极"实为相似，故服药1剂，即正复邪退大便转为正常，红白黏冻全无，里急后重消失，痢疾告愈。

85.《素问·至真要大论》（七十四）

"诸禁鼓栗，如丧神守，皆属于火。"

治验案例 某某，男，68岁，住武汉市武昌区，某高等学校教工。1970年7月某日就诊。素体虚弱，咳嗽唾痰。今输液，于半小时前突然发生卧床全身剧烈振动战栗，如丧神守，失于自持，不能语言，喉中痰鸣如拽锯，唯神志尚清。乃痰浊内扰，心神失守。治宜祛痰安神，因煎药不及，遂以针刺之法治之。

方：内关穴，刺入5分，留针5分；丰隆穴，刺入8分，留针5分。

立即行针。

按：痰邪内盛，故素有咳嗽唾痰而今喉中痰鸣如拽锯。痰浊阻滞，阳欲行而不能通，不通而又欲行，心神失其守持，以致症见全身剧烈振动战栗而不能自持。《难经·三十四难》说："心色赤……其声言。"心气不通于舌，则不能言语。未碍神志，故神志尚清。针刺内关穴以安神，刺丰隆穴以祛痰。针到病除，一次治疗获愈。

86.《素问·至真要大论》（七十四）

"诸湿肿满，皆属于脾。"

《素问·平人气象论》（十八）

"颈脉动，喘疾咳曰水。"

治验案例 患者某，男，63岁，住湖北省荆州城某工地，工人。1972年1月15日就诊。发病月余，全身浮肿，以下肢为甚，阴囊亦肿，微咳，腹部胀满，饭后加重，拒按，肠鸣，小便短少色黄，苔白，脉弦。乃气滞水停，阳郁不化；治宜宽中利气，通阳行水；拟五苓散加味：

桂枝 10g　茯苓 12g　炒白术 10g　猪苓 12g　陈皮 12g　苍术 6g（漂）
槟榔 12g　干姜 6g　厚朴 12g　泽泻 12g

上 10 味，以适量水煎药，汤成去渣取汁温服，日 2 次。

26 日复诊，上方服 11 剂，浮肿消失，诸症亦退，唯感下肢酸软无力，微咳有痰，食欲甚差，改用六君子汤健脾益气化痰为治：

党参 10g　茯苓 10g　炒白术 10g　陈皮 12g　生姜 9g　制半夏 10g
炙甘草 9g

上 7 味，以适量水煎药，汤成去渣取汁温服，日 2 次。

28 日三诊，服药 3 剂，复发胀满，下肢浮肿，小便不利等证，仍拟五苓散加味：

桂枝 10g　茯苓 10g　炒白术 10g　猪苓 12g　泽泻 12g　苍术 6g（漂）
厚朴 12g　陈皮 12g　制半夏 10g　槟榔 12g　干姜 6g　莱菔子 12g

上 12 味，以适量水煎药，汤成去渣取汁温服，日 2 次。

按：水为阴，赖阳气以运化，故气滞则水停。气滞于中，则腹部胀满而按之不舒，且饭后加重。气机壅遏，膀胱气化不行，故小便不利，量少而色黄。水湿无下出之路而停滞于中，则为肠鸣，逆射于上，则为咳嗽，浸渍于外，则为全身浮肿。水性就下，无风以激上，故其浮肿以下肢为甚。阴囊皆属肾，肾主水，水湿犯肾，故阴囊亦见肿。水为阴邪，其病无热，故舌苔白而脉弦。五苓散方加味，用厚朴、陈皮、槟榔宽中行气，白术、苍术健脾燥湿，茯苓、猪苓、泽泻利水祛湿，桂枝通阳化气，以复膀胱之气化而行水。服后胀消肿退，正气一时未复而腿软食少，因用六君子汤党参、甘草误补，气机壅滞，以至浮肿、腹胀等症复起，再用上加味五苓散方宽中消胀，利气行水，并加莱菔子增强导滞消胀之效，法半夏降逆蠲饮以止咳嗽。药又服 6 剂，肿消症退而病渐愈。

87.《素问·至真要大论》（七十四）

"诸痉项强，皆属于湿。"

治验案例　患者某，男，27 岁，湖北中医学院学生，1973 年春某日就诊。发病 3 天，后项强急不舒，头项转动困难，不能后顾，遇风吹之则加甚，苔白，脉浮而濡。病为湿邪留滞颈项，太阳筋脉不利；治宜燥湿散邪；拟九味羌活汤治之：

羌活10g　苍术10g　防风10g　白芷10g　细辛6g　川芎10g　生地10g　黄芩10g　炙甘草8g

上9味，以适量水煎药，汤成去渣取汁温服，日2次。

按：湿邪伤于颈项，则后项强急不灵。湿为阴邪，阻遏阳气，阳气失其所用，故遇风则项强加重。后项乃太阳经所过，而太阳又主一身之表，邪在太阳经脉，治宜温散，以九味羌活汤方，用羌活、苍术燥湿，防风、白芷、川芎祛风，细辛通阳，生地、黄芩护阴，炙甘草和中且调和诸药，共奏燥湿祛风、散邪而不伤阴之效。药服2剂而愈。

88.《素问·至真要大论》（七十四）

"诸痛痒疮，皆属于心。"

治验案例　患者某，女，34岁，住武汉市武昌区，某高等学校职工。1974年夏月，上唇部生一疔疮，麻木而肿，经用青霉素注射治疗，其疮即消，旋又生一疔疮于口唇，再用青霉素注射治疗，又消；继而口唇又生一疔疮。口唇肿起，或麻木，遂就诊于余，拟黄连解毒汤加味治之：

黄连10g　黄芩10g　黄柏10g　栀子10g　生地12g　当归10g　赤芍10g

上7味，以适量水煎药，汤成去渣，取汁温服，日2次。

按：《素问·至真要大论》（七十四）说："诸痛痒疮，皆属于心。"心主血，属火，心火炽盛而成火毒。而脾则藏营，其华在唇，火毒灼营，故疔疮生于脾华之口唇，形成"唇疔"，治以泻火解毒。黄连解毒汤方，用黄连、栀子泻心火；其心为君火，三焦为相火，相火代君火行令，用黄芩泻三焦之相火，泻相火即所以泻君火；用黄柏泻肾火以护肾水，水火相济，肾水旺则可以制心火；脾属土，以肺金为子，而栀子亦泻肺火，实则泻其子，泻肺火即所以泻脾火。且连、柏、芩、栀四者皆苦寒，苦入心而寒胜热，合用之则大泻火毒。加生地、赤芍、当归凉血活血，助黄连解毒汤解毒清营以愈疔疮。药服3剂，疔疮消而至今未再发生。

89.《素问·至真要大论篇》(七十四)

"厥阴之至为里急。"

治验案例 患者某,女,42 岁,住武汉市武昌区,工人。1977 年 4 月某日就诊。胃痛 10 余年,时发时止。曾呕出黑色血 1 次。饮食稍有不慎即进食稍多或稍硬或不易消化之物则胃痛立即发作。每发则胃部绞急胀痛,气逆上冲而时发噫气,其噫气之声响而长,呕吐食物和黏涎,甚则呕吐青黄色苦汁,小便短少色黄,口干,苔薄,脉虚弱,吃药则痛止。今又胃痛复发,某医院钡餐透视检查,诊断为"胃下垂"和"浅表性胃炎"。乃胃虚气弱,逆而上冲,导致呕胆伤津;治宜补中益胃,降逆行气;拟方橘皮竹茹汤加减:

竹茹 15g 陈皮 10g 生姜 6g 党参 10g 炙甘草 10g 白芍 10g 茯苓 10g 麦冬 10g 当归 10g 枇杷叶 10g(去毛炙)

上 10 味,以水适量煎药,汤成去渣取汁温服,日 2 次。

按:《灵枢·玉版》(六十)说:"谷之所注者,胃也。"《难经·三十五难》说:"胃者,水谷之府也。"胃主受纳和熟腐水谷,其气以下行为顺。胃气虚弱,经脉易伤,失其正常容受和熟腐水谷之用,故饮食稍有不慎则胃伤而胃痛即发。胃气不降,逆于中则胃部胀痛,上逆则呕吐食物和黏涎,吐甚则夹胆气一并上逆而呕出胆汁。胃气逆而上冲则证见噫气。胃脉损伤,血滞而瘀,故吐出物见乌黑色血。血为肝所藏,而肝脉为厥阴,夹胃而行;《素问·至真要大论》(七十四)说:"厥阴之至为里急。"血气不和,经脉拘急,故其胃病之发则感绞急胀痛。吐伤津液,故上为口干而下为小便短少色黄。病乃胃虚气弱,故脉亦为之虚弱。橘皮竹茹汤方加减,用竹茹、枇杷叶、生姜降逆和胃;陈皮行气消胀;党参、茯苓、麦冬、炙甘草益气补中,养胃润干;当归、白芍调血和肝,以止胃之急痛,且炙甘草、白芍相合,为芍药甘草汤,善治筋脉拘挛也。嘱其切慎饮食调节,药服 2 剂而痛止,又续服 15 剂而停药,至今胃痛未复发。

《灵枢经》与临床

1. 《灵枢·本输》（二）

"肺合大肠，大肠者，传道之府。"

治验案例 同第 13 页《素问》第 15 条。

2. 《灵枢·本输》（二）

"入于下陵，下陵，膝下三寸，胻骨外三里也，为合；复下三里三寸为巨虚上廉，复下上廉三寸为巨虚下廉也，大肠属上，小肠属下，足阳明胃脉也，大肠小肠，皆属于胃，是足阳明也。"

治验案例 患者某，男，40 岁，农民。1951 年 4 月某日就诊。家属代诉，患者以前时有肛脱，均轻微，以手送之即入。然昨日下午大便时肛门脱出，送之不能入。先以枳壳 30g 煎汤温服无效，遂往诊。见患者跪伏床榻，不能站立坐卧，肛门脱出约半寸，其色紫黑，干燥无津液，有欲溃之势，频频呼叫，痛苦万状。拟当归建中汤内服，外用甘草洗方。当归建中汤：

饴糖 30g　桂枝 10g　白芍 20g　当归 12g　生姜 10g　红枣 4 枚（擘）
炙甘草 6g

上 7 味，加水适量，煎汤，去渣，入饴糖烊化，温服，每日 1 剂，服 2 次。

甘草洗方：

生甘草 30g

用水浓煎，取汁，趁热熏洗患处，每日 1 剂。

患者用药 1 日后，病势转轻，2 日后则告病愈，后再未复发。

按：大肠隶属中焦脾胃，脾胃不足，气虚下陷而肛门脱出。又受风寒邪气之侵袭，致血脉凝滞，气血不通。肛肠失其濡养，遂干燥难收，疼痛难忍。病不因气滞，故服枳壳方无效。病乃肛肠脱出而被风袭，是中虚而兼邪风，借用当归建中汤，重用饴糖30g建立中气，以桂枝汤祛风散邪，再加白芍1倍除血痹、通经络、止疼痛，加当归养血活血，润肠除燥，以助肛门上收。外用生甘草煎汤熏洗，以增润肠除燥之效，且甘能缓之，可收缓解疼痛之功。

3.《灵枢·本输》（二）

"入于下陵，下陵，膝下三寸，胻骨外三里也，为合；复下三里三寸为巨虚上廉，复下上廉三寸为巨虚下廉也，大肠属上，小肠属下，足阳明胃脉也，大肠小肠，皆属于胃，是足阳明也。"

治验案例 同第22页《素问》第26条。

4.《灵枢·本输》（二）

"脾合胃。胃者，五谷之府。"

《灵枢·口问》（二十八）

"中气不足，肠为之苦鸣。"

治验案例 同第29页《素问》第35条。

5.《灵枢·邪气藏府病形》（四）

"有所堕坠，恶血留内。"

治验案例 同第30页《素问》第37条。

6.《灵枢·邪气藏府病形篇》（四）

"形寒寒饮则伤肺。"

治验案例 同第24页《素问》第30条。

7.《灵枢·本神》（八）

"心藏脉，脉舍神……心气虚则悲……"

《灵枢·本神》（八）

"肝藏血，血舍魂。"

治验案例 同第51页《素问》第60条。

8.《灵枢·本神》（八）

"肺藏气，气舍魄。"

治验案例 患者某，男，35岁，住湖北省枣阳市某集镇，市民。1956年5月就诊。发病2月余，咳嗽，引胸中隐隐疼痛，频频唾出脓痰腥臭，甚则呕吐脓痰，口干不欲饮水，面目微肿，不能平卧，坐床头倚物布息，脉数。病乃肺部蓄结痈脓，治宜清肺解毒，化瘀排脓，拟苇茎汤合桔梗汤加味：

苇茎30g　冬瓜仁10g　薏苡仁10g　鱼腥草30g　桔梗10g　甘草10g
川贝母6g　桃仁10g（去皮尖炒打）

以水煎服，日2次。

第3天复诊，服药2剂，病稍减，改拟以毒攻毒法，方用：

大蟾蜍1只，剖腹去内脏及头部，切成小条状，以白糖搅拌，随意食之。

初食蟾蜍3只，未感觉其腥味，然食至第四五只时，觉腥臭之甚难以下咽，旋即停用，咳唾脓血等症消失而病愈。

按：风热邪毒伤肺，肺中血脉蓄结痈脓而发为肺痈，咳唾脓血腥臭，且引胸中痛。邪毒壅肺，肺失和降及主气之用，气机逆乱，故面目微肿，不得平卧而依物布息。脉数而口干不欲饮水者，乃热毒在血脉使然。治用苇茎汤合桔梗汤加味以清肺解毒、化瘀排脓。服药后本已奏效，奈患者艰于服药，故改用民间验方：白糖拌蟾蜍食之，以毒攻毒。《神农本草经》卷三说："虾蟆，味辛寒，主邪气，破症坚，血痈肿，阴创，服之不患热病。"《千金翼方·本草下·虫鱼部》说："虾蟆，味辛寒有毒……疗阴蚀，疽疠恶疮，猘犬疮伤，能合玉石，一名蟾蜍。"是蟾蜍亦名虾蟆，可治疮痈。《灵枢·本神》（八）说："肺藏气，气舍魄。"肺中蓄结痈脓，肺魄失灵，故初食蟾蜍3只，未觉其腥，然食之已收效，故待食第四五只时则觉其腥臭而难以下咽，其病亦愈。

9.《灵枢·本神》（八）

"肝藏血。"

治验案例　同第41页《素问》第49条。

10.《灵枢·终始》（九）

"痒者，阳也。"

《灵枢·寿夭刚柔》（六）

"在外者，筋骨为阴，皮肤为阳。"

治验案例　同第59页《素问》第70条。

11.《灵枢·终始》（九）

"痒者，阳也，浅刺之。"

《秘名·释疾病》

"痒，阳也，长气在皮中欲将发扬，使人搔便之而扬出也。"

治验案例 患者某，女，17 岁，住武汉市武昌区，学生，1992 年 4 月某日就诊。发病 3 天，全身散在性起芝麻样红色小丘疹，发痒，苔薄，脉虚。为风邪外袭，结于皮肤，治宜活血祛风，拟方：

防风 10g　荆芥 10g　炒枳实 10g　茯苓 10g　川芎 8g　桔梗 10g　当归 10g　赤芍 10g　炙甘草 10g　党参 10g

上 10 味，以适量水煎药，汤成去渣，取汁温服，日 2 次。

按：治风先治血，血行风自灭，以当归、川芎、赤芍养血活血；荆芥、防风祛风散邪；枳实、桔梗疏利气机；茯苓宁神，甘草调和诸药。共奏活血祛风之效。加党参者，以其脉虚，故加之以助正气而去邪也。服药 2 剂而愈。

12.《灵枢·经脉》（十）

"厥阴者，肝脉也。"

治验案例 同第 65 页《素问》第 79 条。

13.《灵枢·经脉》（十）

"气盛有余则肩臂痛。"

治验案例 同第 63 页《素问》第 76 条。

14.《灵枢·经脉》（十）

"足厥阴之别，名曰蠡沟，去内踝五寸，别走少阳；其别者，径胫上睾，结于茎。其病气逆则睾肿卒疝。"

治验案例 患者某，男，30 岁，住湖北省江陵县某乡镇，干部。1971 年 11 月某日就诊。数月前，发生右侧睾丸肿大，坠胀，疼痛，至今未已，小便黄，苔白，脉弦。乃厥阴络伤气逆，痰浊阻滞；治宜化痰行气，以复厥阴之络；拟方二陈汤加味：

陈皮 10g　茯苓 10g　法半夏 10g　谷茴 10g　炙甘草 8g　荔枝核 10g　青皮 10g　橘核仁 10g　延胡索 10g　桂枝 10g

上 10 味，以适量水煎药，汤成去渣取汁温服，日 2 次。

按：《灵枢·经脉》（十）说："足厥阴之别，名曰蠡沟……其别者，径（循）胫上睾，结于茎。其病气逆则睾肿卒疝。"足厥阴别络气逆则病睾肿卒疝。足厥阴为肝之脉，痰浊阻滞，肝脉郁结，气逆于其别络循行之睾丸，故见睾丸疼痛肿大。肝属木，得少阳春生之气，其气主升，病则脉气逆陷，故睾丸胀痛且有下坠感。肝之经脉"过阴器"，其别络又"结于茎"，肝脉郁滞则失于疏泄，故见小便黄。痰浊阻滞于内，故苔白而脉弦。二陈汤方加味，用二陈汤祛痰化浊，橘核仁、荔枝核、谷茴、青皮、延胡索行下焦肝脉之滞气以止痛，桂枝温经通阳以助肝气之升散。药服6剂而其病若失。

15.《灵枢·经脉》（十）

"肾足少阴之脉，起于小指之下，邪（邪，应为"斜"）走足心，出于然谷之下，循内踝之后……入肺中，循喉咙，挟舌本。"

治验案例　同第28页《素问》第34条。

《灵枢·经脉》（十）

"肾足少阴之脉，……其支者，从肺出络心。"

治验案例　同第29页《素问》第36条。

16.《灵枢·经筋》（十三）

"足厥阴之筋……结于阴器，络诸筋。……阴器不用，伤于内则不起，伤于寒则阴缩入。"

《灵枢·刺节真邪》（七十五）

"茎垂者，身中之机，阴精之候，津液之道也。"

治验案例　同第45页《素问》第52条。

17.《灵枢·经筋》（十三）

"足之阳明，手之太阳，筋急则口目为僻，眦急不能卒视，治皆如右方也。"

治验案例　患者某，男，10岁，学生。1965年4月某日就诊。发病已5天，口眼向右侧歪斜，以口角为甚。左侧面部麻木，偶有口涎流出，而自己无觉，饮食稍有不便。舌苔白，脉浮。乃风邪中络，口眼㖞斜。治宜养血祛风，拟牵正散加味：

白附子8g　全蝎6g　僵蚕8g　当归8g　川芎8g　桂枝6g　防风8g

荆芥 8g

上 8 味，加水适量，煎汤，取汁，去渣，温服。日 1 剂，分 2 次服。

针刺：左地仓穴透左颊车穴，留针 5 分钟；左颧髎穴刺入 3 分，留针 5 分钟。

结果药服 3 剂，针刺 1 次，病即愈。

按：《金匮要略·中风历节病脉证并治》说："寒虚相搏，邪在皮肤，浮者血虚，络脉空虚，贼邪不泻，或左或右，邪气即急，正气引邪，喎僻不遂，邪在于络，肌肤不仁……"今贼风中人左侧面颊之脉络，血脉损伤，致血气运行受阻，无以濡布肌肤，肌肤失养而缓纵不收，故左侧面颊麻木不仁，口眼向右喎斜。口部歪斜，则饮食有不便，且因其收摄津液之用失常，故偶有口涎流出，而自己不觉。病无热象，故苔白。其为风邪伤络而络脉血虚，是以脉浮。用牵正散加味以白附子、全蝎、僵蚕、荆芥、防风祛风通络，桂枝温通血脉，当归、川芎养血活血，流畅气血，血行而风去。针刺左侧地仓透颊车，并刺左侧颧髎，以疏通患部经络，流畅患部气血，加强上方养血祛风之效。

18.《灵枢·脉度》（十七）

"肝气通于目。"

《灵枢·五阅五使》（三十七）

"目者，肝之官也。"

治验案例 同第 23 页《素问》第 28 条。

19.《灵枢·脉度》（十七）

"经脉为里，支而横者为络，络之别者为孙（络）。"

治验案例 某某，女，45 岁，住湖北省神农架林区，家庭妇女，1990 年 8 月 4 日就诊。近半年多来，身体上下肌肤常出现一些散在性不规则的铜钱大紫色斑块，按之不退，无痛感，月经每次来潮则量多如涌，经血红，某医院为其两次刮宫治疗而未能奏效，心慌，少气，口干，脉细数。乃血脉损伤，出于皮下，是为"紫癜"，治宜养血活血止血，兼以益气，借用胶艾汤加味：

生地 15g　　当归 10g　　川芎 10g　　干艾叶 10g　　炙甘草 10g　　白芍 10g
炙黄芪 10g　　炒白术 10g　　党参 10g　　阿胶 10g（烊化）

以水煎服，日2次。

按：《灵枢·脉度》（十七）说："经脉为里，支而横者为络，络之别者为孙（络）。"络脉网布人身内外上下，血气衰少，无以充养络脉，络脉损伤，则血溢出络外，瘀积皮下，结为紫癜而按之不退，《金匮要略·腹满寒疝宿食病脉证治》说："按之不痛为虚，痛者为实。"彼虽为腹满一证而设，然其作为诊察疾病虚实原则，亦适用于各种病证，此例乃因血气衰少所致，故按之无痛感，胞中络脉损伤，血溢络外，每随月经来潮而下出前阴，则症见月经过多。病不因胞宫血实积滞，故刮宫无益也。阴血衰少，则阴液不足而阳气亦虚弱，故口干、脉细数而又心慌、少气。借用胶艾汤补血养络、止血活血，加党参、白术、黄芪益气生津。药服1剂而血止，6剂而病愈。

20. 《灵枢·营卫生会》（十八）

"血者，神气也。"

《灵枢·大惑论》（八十）

"心者，神之舍也。"

《灵枢·大惑论》（八十）

"目者，心之使也。"

《灵枢·经水》（十二）

"经脉者，受血而营之。"

治验案例　同第11页《素问》第13条。

21. 《灵枢·五邪》（二十）

"恶血在内。"

治验案例　同第60页《素问》第71条。

22. 《灵枢·寒热病》（二十一）

"阴跷、阳跷，阴阳相交，阳入阴，阴出阳，交于目锐眦，阳气盛则瞋目，阴气盛则瞑目。"

《灵枢·本输》（二）

"肝合胆，胆者中精之府。"

治验案例　同第48页《素问》第56条。

23.《灵枢经·厥病》（二十四）

"心痛不可刺者；中有盛聚，不可取于腧。肠中有虫瘕及蛟蛕，皆不可取以小针。心肠痛，憹作痛肿聚，往来上下行，痛有休止，腹热喜渴涎出者，是蛟蛕也，以手聚按而坚持之，无令得移，以大针刺之，久持之，虫不动，乃出针也。悉腹憹痛，形中上者。"

按：心肠痛，《太素·厥心痛》载此文作"心腹痛"，是此文"肠"乃"腹"等之误。

经验方：

槟榔 60g　广木香 6g

以水煎冲一大碗，一次服下。

《灵枢·厥病》（二十四）

"心痛不可刺者，中有盛聚，不可取于腧，肠中有虫瘕及蛟蛕，皆不可取以小针，心肠（《太素》作'腹'）痛，懊憹作痛，肿聚往来上下行，痛有休止，腹喜热渴涎出者，是蛟蛕也。"

治验案例　某女，48 岁，农民。2008 年 1 月来电话称，发病已一周，胁肋疼痛，时缓时急，X 光片检查，乃蛔虫蹿入胆中，拟乌梅丸酸苦辛甘以驱蛔：

乌梅 15g　黄连 10g　黄柏 10g　党参 10g　当归 10g　桂枝 10g　细辛 6g　干姜 10g　附片 10g（炮）　川花椒 10g

以水煎服。服后暂时安静，旋即转为满腹疼痛，拥聚上下，大便不通，两手不温，此蛔厥也。X 光片检查，乃蛔虫由胆囊退入肠中，因大便阻塞，无下出之路，发生梗阻，治宜破气杀蛔：

槟榔 50g　广木香 6g

一次煎水一大碗，趁温一次服下，服后即愈。

按：《灵枢·厥病》（二十四）说："心痛不可刺者，中有盛聚，不可取于腧，肠中有虫瘕及蛟蛕，皆不可取以小针，心肠（《太素》作'腹'）痛，懊憹作痛，肿聚往来上下行，痛有休止，腹喜热渴涎出者，是蛟蛕也。"《金匮要略·趺蹶手指臂肿转筋阴狐疝蛔虫病脉证治》说："蛔虫之为病，令人吐涎心痛，发作有时。"蛕、蚘，与蛔同，蛔虫进入胆中者，服乌梅丸改为汤后，蛔退入肠中，遇梗阻而用大剂量槟榔有轻泻作用，使蛔死而泻出体外，不留体内为患。

24.《灵枢·口问》（二十八）：

"夫百病之始生也，皆生于风雨寒暑，阴阳喜怒……"

治验案例 同第4页《素问》第2条。

25.《灵枢·胀论》（三十五）

"胃者，太仓也。"

治验案例 同第16页《素问》第17条。

26.《灵枢·津液五别》（三十六）

"阴阳气道不通，四海闭塞，三焦不泻，津液不化，水谷并行肠胃之中，别于回肠，留于下焦，不得渗膀胱，则下焦胀，水溢则为水胀。"

治验案例 同第40页《素问》第47条。

27.《灵枢·五阅五使》（三十七）

"心病者，舌卷短，颧赤。"

治验案例 同第35页《素问》第41条。

28.《灵枢·本藏》（四十七）

"三焦膀胱者，腠理毫毛其应。"

治验案例 同第50页《素问》第59条。

29.《灵枢·禁服》（四十八）

"代则乍甚乍间。……代则取血络且饮药""代则取血络，而后调之"。

治验案例 同第37页《素问》第43条。

30.《灵枢·五色》（四十九）

"赤色出两颧，大如拇指者，病虽小愈，必卒死。"

治验案例 同第6页《素问》第5条。

31.《灵枢·五色》（四十九）

"黄为脾。"

治验案例 同第20页《素问》第23条。

32.《灵枢·五色》（四十九）

"黄为脾。"

治验案例 同第4页《素问》第3条。

33. 《灵枢·五色》（四十九）

"白为寒。"

治验案例 同第 19 页《素问》第 22 条。

34. 《灵枢·水胀》（五十七）

"肠覃何如？岐伯曰：寒气客于肠外，与卫气相搏，气不得荣，因有所系，癖而内著，恶气乃起，瘜肉乃生。其始生也，大如鸡卵，稍以益大，至其成如怀子之状，久者离岁，按之则坚，推之则移，月事以时下，此其候也。"

治验案例 患者某，女，39 岁，住湖北省枣阳市农村，妇女干部。1954 年 4 月某日就诊。发病 1 个月余，开始左腹发生一鸡蛋大包块，继之满腹胀大如怀子六七月之状，月经量少，经色紫黑，小便黄，大便秘结，时噫气，面色黯，脉象沉细欲绝。病乃血瘀气滞，结为癥积，治宜破血攻瘀，佐以行气，拟方：

当归 15g　川芎 10g　赤芍 10g　制香附 10g　炒枳实 10g　红花 10g
三棱 10g（醋炒）　莪术 10g（醋炒）　大黄 10g（后下）　芒硝 10g（烊化）
桃仁 10g（去皮尖炒打）

以水煎 9 药，待水减半，下大黄，煎两沸，再下芒硝烊化，日 2 服。

按：《灵枢·水胀》（五十七）说："肠覃何如？岐伯曰：寒气客于肠外，与卫气相搏，气不得荣，因有所系，癖而内著，恶气乃起，息肉乃生。其始起也，大如鸡卵，稍以益大，至其成如怀子之状，久者离岁，按之则坚，推之则移，月事以时下，此其候也。"寒邪内侵，则血气凝涩稽留，不能流行，积结为有形之物，形成腹内包块如鸡蛋大，且稍以益大，竟使满腹胀大有如怀子之状。瘀不在胞，故其月事仍以时而下。唯其血气凝结，阻滞经脉，故月事虽来而其量则少，脉象亦沉细欲绝。血气郁而化热，故经血紫黑而小便色黄。血不濡于肠道，则大便秘结。气不下通而上逆，故时有噫气。血不华色，则面色黯而无光泽。方用当归、川芎、赤芍养血活血，红花、桃仁、三棱、莪术破血攻瘀，香附、枳实行气以助瘀血之化除，大黄、芒硝攻下通便，缓解其气不下通之苦，并使化除之瘀血皆从大便下泄而出。药服 20 余剂而腹胀尽消，诸症皆退而愈。

35. 《灵枢·五音五味》（六十五）

"冲脉，任脉，皆起于胞中。"

治验案例 同第 13 页《素问》第 14 条。

36. 《灵枢·五音五味》（六十五）

"冲脉，任脉，皆起于胞中。"

治验案例 同第 52 页《素问》第 61 条。

37. 《灵枢·五音五味》（六十五）

"冲脉，任脉，皆起于胞中。"

治验案例 同第 3 页《素问》第 1 条。

38. 《灵枢·百病始生》（六十六）

"阴络伤则血内溢，血内溢则后血。"

治验案例 同第 21 页《素问》第 25 条。

39. 《灵枢·百病始生》（六十六）

"清湿袭虚则病起于下。"

治验案例 某某，男，53 岁，湖北省某厅干部。2005 年 8 月 23 日就诊。素有血糖高，丹毒发病已 5 年，常反复发作，每发则于左足背稍前红肿疼痛且有胀感，经医院用多种抗生素消炎后消失，旋即又复发作，发则又如是。苔白，脉沉。乃湿热邪毒壅遏，气机阻滞，病属丹毒，法宜燥湿清热，解毒止痛，治以三妙散加味，改散为汤服：

苍术 12g 黄柏 12g 木瓜 15g 川牛膝 12g 薏苡仁 20g 射干 12g 威灵仙 10g 升麻 12g 槟榔 15g 陈皮 12g

加水适量煎药，汤成去滓，取汁温分再服，一日服 1 剂。10 剂。

9 月 2 日二诊，服上方 10 剂后，左足肿胀已基本消失，其疼痛范围已缩小，足背中部偏左有指头大部位压痛，走路则足掌相应部位有痛感，仍以上方加味续服：

苍术 10g 黄柏 12g 木瓜 15g 川牛膝 12g 薏苡仁 20g 射干 12g 威灵仙 10g 升麻 12g 槟榔 15g 陈皮 12g 老鹳草 12g 白芍 12g

用水适量煎药，汤成去滓，取汁温分再服，一日服 1 剂。

按：《灵枢·百病始生》（六十六）说："清湿袭虚则病起于下。"

《金匮要略·藏府经络先后病脉证》也说："湿伤于下。"湿邪伤于下部，阳气郁遏不通，化以为热，湿热合邪而病主于足，是故左足背发生大片红肿疼胀，用多种抗生素治疗可消，但屡消屡发，缠绵数年，终不能愈，其证邪毒盘结，气滞不行，热郁则局部色红，气不通则痛，气壅遏则肿而有胀感，痛在下部则脉沉。治用三妙散加味改散为汤，苍术燥湿，薏苡仁、木瓜祛湿，威灵仙通经，黄柏、川牛膝清热，射干、升麻解毒，从鸡鸣散方中借来木瓜、槟榔、陈皮行气而消足部肿胀。共奏除湿清热、解毒止痛之效。药服 10 剂，病愈七八，肿胀基本消失，疼痛范围缩小，足背中部偏左有指头大一点按之而痛，走路则足掌相应处有痛感，再加老鹳草止痛、白芍利小便导湿下出以收功。药服 15 剂病愈，至今未复发。

40.《灵枢·邪客》（七十一）

"今厥气客于五藏六府，则卫气独卫其外，行于阳不得入于阴，行于阳则阳气盛，阳气盛则阳跷陷（陷，乃'满'字之误），不得入于阴（则）阴虚，故目不瞑。"

治验案例 某某，男，40 岁，住湖北省咸宁县某集镇，干部。1967 年 6 月某日就诊。发病数年，长期失眠，经常彻夜不能入寐，每夜必赖安眠药以睡。形容消瘦，心悸、胸闷、短气，咳嗽唾白色泡沫，脉结。乃水饮内结，阻遏卫阳，阳不交阴，治宜温阳祛饮，拟苓桂术甘汤合二陈汤加味：

茯苓 15g　炒白术 10g　桂枝 10g　炙甘草 10g　制半夏 10g　陈皮 10g
牡蛎 15g（先煎）

以水煎服，日 2 次。嘱其停服安眠药。

第四天复诊，服上方 1 剂后，当晚停服安眠药即已入睡，连服 3 剂，感稍舒，要求加大药力，遂于原方以甘遂易甘草：

茯苓 15g　炒白术 10g　桂枝 10g　制半夏 10g　牡蛎 15g（先煎）　陈皮 10g　甘遂 1.6g

以水煎服，日 2 服，甘遂研末分 2 次冲服。

按：《金匮要略·痰饮咳嗽病脉证并治》说："凡食少饮多，水停心下，甚者则悸，微者短气。"水饮内结，阻遏胸阳则胸闷，滞碍息道则短气，水气凌心则心悸，饮邪犯肺则咳嗽唾白色泡沫，津液内聚为饮，无以充养肌肤，故其形容消瘦。《灵枢·邪客》（七十一）说："今厥气客于五藏六府，则卫气独卫其外，行于阳不得入于阴，行于阳则阳气盛，阳气盛则阳跷陷（陷，乃'满'字之误），不得入于阴（则）阴虚，故目不瞑。"饮邪结聚于内，卫气行于阳不得入于阴，以致无法成寐而失眠，方用白术、甘草、茯苓健脾行水，半夏、陈皮燥湿祛饮，桂枝温阳化饮，《金匮要略》所谓"温药和之"也。加牡蛎潜阳以交阴，故服药即能入睡。药服 3 剂又加大药力，原方中去甘草加甘遂末冲服，每服则大便泄水数次，连服 3 剂诸症皆退而停药，唯脉之结象仍在，乃饮邪所结之窠囊未除，病将复发，后果然。

41.《灵枢·九宫八风》（七十七）

"此八风皆从其虚之乡来，乃能病人。三虚相搏，则为暴病卒死。……其有三虚而偏中于邪风，则为击仆偏枯矣。"

治验案例 患者某，男，48 岁，住武汉市武昌县（现江夏区）农村，干部。1966 年 9 月某日就诊。5 月份发病，突然昏倒，不省人事，苏醒后即出现右侧半身麻木，活动障碍，经数月治疗，稍有好转，但仍右侧手足失灵，不能随意运动，食欲不振，苔薄脉虚。乃气虚夹痰，阻塞身半之脉络，形成"偏枯"之病；治宜益气化痰，拟六君子汤加味：

党参10g　茯苓10g　炒白术10g　炙甘草10g　法半夏10g　陈皮10g
石菖蒲10g　远志肉10g　僵蚕8g

上 9 味，以适量水煎药，汤成去渣取汁，温服，日 2 次。

按：风痰阻窍，气血逆乱，正气不运，神识失职而不守，则卒然发生中风昏倒不知人，是乃古之所谓"虚中"也，故苏醒后即见半身不遂，食欲不振而脉象为虚。六君子汤方加味，用党参、白术、茯苓、甘草健脾益气渗湿，以消除其生痰之源；陈皮、半夏、僵蚕行气而祛风痰之邪；菖蒲、远志开窍通塞，以利其痰浊之化除。共奏益气化痰、利窍开结之功。药服 20 剂左右而病渐愈。

42.《灵枢·九宫八风》（七十七）

"其有三虚而偏中于邪风，则为击，仆偏枯矣。"

治验案例 同第 56 页《素问》第 65 条。

43.《灵枢·九针论》（七十八）

"肾主欠。"

治验案例 患者某，女，50 岁，住湖北枣阳某乡镇，家庭妇女。1951 年 3 月某日就诊。大病后形容消瘦，频频呵欠，舌苔薄而前部偏左有一蚕豆大斜方形正红色苔，脉弦细数。乃少阳郁陷，欲升不能。治宜升提少阳，佐以泻热，拟小柴胡汤加味：

柴胡24g　黄芩10g　党参10g　法半夏10g　甘草10g　生姜8g　黄连10g　红枣4枚（擘）

以水煎服，日 2 次。

服 1 剂症退。

按：大病后，正气不足，血气损伤，故形容消瘦。邪热内蕴，胆气被遏，甲木郁陷于阴分，少阳生气欲升而不能，故频频呵欠。病在少阳则脉弦，正气不足则脉细，邪热内结则脉数而舌见蚕豆大斜方形正红色苔。小柴胡汤加味，用感一阳之气而生的柴胡为君，以升少阳之清气，佐黄芩清热，生姜、半夏升清降浊，党参、甘草、红枣补益正气，再加黄连泻蕴结之邪热。上方用后，能从阴分起郁陷之甲木，升少阳之生气，邪去而正复，故药服 1 剂而症退。

《灵枢·口问》（二十八）："黄帝曰：人之欠者，何气使然？岐伯答曰：卫气昼日行于阳，夜半则行于阴，阴者主夜，夜者卧，阳者主上，阴者主下。故阴气积于下，阳气未尽，阳引而上，阴引而下，阴阳相引，故数欠。"

44.《灵枢·九针论》（七十八）

"胆为怒。"

治验案例 同第 14 页《素问》第 16 条。

45.《灵枢·九针论》（七十八）

"心藏神。"

《灵枢·癫狂》

"狂者多食，善见鬼神，善笑而不发于外者，得之有所大喜。"

治验案例 同第 55 页《素问》第 64 条。

46. 《灵枢·九针论》（七十八）

"胃为气逆。"

《灵枢·玉版》（六十）

"谷之所注者，胃也。"

治验案例　同第73页《素问》第89条。

47. 《灵枢·九针论》（七十八）

"肺主咳。"

治验案例　同第24页《素问》第29条。

《灵枢·九针论》（七十八）

"肾藏精志也"

治验案例　同第18页《素问》第20条。

48. 《灵枢·岁露论》（七十九）

"人与天地相参也，与日月相应也。"

治验案例　同第44页《素问》第51条。

49. 《灵枢·痈疽》（八十一）

"寒邪客于经络之中则血泣，血泣则不通，不通则卫气归之，不得复反，故痈疽。寒气化为热，热胜则腐肉，肉腐则为脓……"

治验案例　同第45页《素问》第53条。

《难经》 与临床

1. 《难经·三十四难》

"心色赤……其声言。"

治验案例　同第 54 页《素问》第 63 条。

2. 《难经·三十四难》

"心色赤……其声言。"

治验案例　同第 70 页《素问》第 85 条。

3. 《难经·三十五难》

"胃者，水谷之府也。"

治验案例　同第 73 页《素问》第 89 条。

4. 《难经·六十九难》

"虚则补其母。"

治验案例　同第 34 页《素问》第 40 条。

5. 《难经·六十九难》

"虚则补其母。"

治验案例　同第 36 页《素问》第 42 条。

《伤寒论》与临床

1. 《伤寒论·平脉法》

"风强则……身体为痒。"

治验案例　同第 21 页《素问》第 24 条。

2. 《伤寒论·平脉法》

"沉潜水蓄。"

《伤寒论·辨太阳病脉证并治》

"……身瞤动，振振欲擗地者，真武汤主之。"

治验案例　某某，女，37 岁，住湖北省枣阳市农村，农民。1950年 4 月某日就诊。发病二日，全身振振动摇欲倒，不能自持，小便黄，脉沉。乃寒饮内结，正阳受阻，治宜温阳化饮，拟真武汤加味：

炒附片 10g　炒白术 10g　茯苓 10g　白芍 10g　生姜 10g　细辛 6g

以水煎服，日 2 次。

按：脉沉为阴。《伤寒论·平脉法》说："沉潜水蓄。"水饮之邪蓄结于内，正阳补遏不能外出，故脉见沉象。阳不化气，则小便为之黄。寒饮阻遏阳气，阳欲通而不能通，不能通而又欲通，正邪交争于体内，故身体振振动摇而欲倒，《伤寒论·辨太阳病脉证并治》说："……身瞤动，振振欲擗地者，真武汤主之。"真武汤方，温正阳以散寒饮，加细辛散寒以助之。药服 1 剂而病愈。

3. 《伤寒论·辨阳明病脉证并治》

"夫实则谵语，虚则郑声，郑声，重语也。"

治验案例　同第 51 页《素问》第 60 条。

4. 《伤寒论·辨厥阴病脉证并治》

"厥者必发热，前热者后必厥。"

治验案例 同第 65 页《素问》第 79 条。

5. 《伤寒论·辨厥阴病脉证并治》

"热痢下重者，白头翁汤主之。"

《伤寒论·辨厥阴病脉证并治》

"下痢欲饮水者，以有热故也，白头翁汤主之。"

治验案例 同第 68 页《素问》第 84 条。

6. 《伤寒论·辨厥阴病脉证并治》

"手足厥寒，脉细欲绝者，当归四逆汤主之。"

治验案例 同第 52 页《素问》第 61 条。

7. 《伤寒·辨少阴病脉证并治》

"少阴之为病，脉微细，但欲寐也。"

治验案例 同第 6 页《素问》第 5 条。

8. 《伤寒论·辨少阴病脉证并治》

"少阴之为病，脉微细，但欲寐也。"

治验案例 同第 62 页《素问》第 74 条。

9. 《伤寒论·辨少阴病脉证并治》

"少阴病得之二、三日以上，心中烦，不得卧，黄连阿胶汤主之。"

治验案例 同第 61 页《素问》第 73 条。

10. 《伤寒论·辨少阴病脉证并治》

"少阴病，下利便脓血者，桃花汤主之。"

治验案例 某某，女，48 岁，住武汉市青山区，干部，1974 年 12 月 6 日就诊。1954 年 8 月患痢疾，时缓时剧，绵延二十年，经武汉、北京等地医院治疗未效。后剖腹探查，诊断为"结肠溃疡"。患者形体消瘦，精神疲乏，食欲不振，面色少华，常畏寒；大便时下脓血，便色乌黑，下血前常有多汗、小腹急痛，但无后重感，大便无血时则稀溏而色如果酱，或带白色黏液。近来发生上腹部满胀，每于饥饿时刺痛，得食则减，遇寒则剧，口泛酸水。月经时断时潮；潮前小腹刺痛，经色乌黑。脉沉迟细弱。乃虚滑痢疾兼瘀，法宜固滑止痢，兼以活瘀，方以桃花汤加味：

赤石脂 30g 炒粳米 15g 干姜 6g 炙甘草 9g 党参 12g 白术 12g

当归24g　川芎9g　白芍15g　延胡索12g　桂枝6g　红花9g　蒲黄炭9g

用水适量煎药，汤成去滓，取汁温分四服，二日服1剂。5剂。

12月16日二诊，服上方5剂，大便基本成形，下血停止，便色转正常，汗出之症消失，畏寒减轻，精神、食欲、面色均好转，唯稍劳则小便遗出，仍拟原方加减续服：

赤石脂30g　炒粳米15g　干姜6g　炙甘草9g　党参12g　白术12g

当归24g　川芎9g　白芍15g　延胡索12g　蒲黄炭9g　桂枝6g　炙黄芪12g

加水适量煎药，汤成去滓，取汁温分四服，二日服1剂。6剂。

12月28日三诊，服上方6剂，诸症悉退，劳则小便遗出亦好转，大便尚有时稍稀。再以原方加减善其后：

赤石脂30g　炒粳米15g　干姜6g　炙甘草9g　党参12g　白术12g

当归24g　川芎9g　白芍15g　延胡索12g　炙黄芪12g　山药12g　广木香4g

加水适量煎药，汤成去滓，取汁温分四服，二日服1剂。药服11剂，大便完全恢复正常，食欲转佳，体重增加，形体渐盛，诸症减退，其病告愈。

按：患者脾肾虚寒，肠滑不固，故久久下痢以致二十年不愈，虽病痢而无后重感。气虚阳弱，则精神疲乏、食欲不振、面色少华、畏寒、痢前多汗或大便带白色黏液以及腹部饥饿则痛、遇寒则剧、口泛酸水，脉沉迟细弱。络伤血瘀，则大便色黑或如果酱、上腹部刺痛。月经前小腹刺痛、经色乌黑，亦为血瘀之征。病久则精血亏损，故形容消瘦。遂本《金匮要略·呕吐哕下利病脉证并治》"下利便脓血者，桃花汤主之"之法，以桃花汤涩肠固滑以止下痢，加党参、白术、炙甘草补脾益气，加当归、川芎、白芍、红花、延胡索、蒲黄炭养血活血，止痛止血，加桂枝通阳温经，以助血行。服后精神、食欲、畏寒、大便均好转，下血及汗出亦止，唯劳则小便遗出，故予方中减去破血之红花，加炙黄芪益气补虚以固摄，继之再去温通止血之桂枝、蒲黄炭，加山药以益脾固涩，广木香利气以防补药之壅。

《金匮要略》 与临床

1. 《金匮要略·藏府经络先后病脉证》（一）

"见肝之病，知肝传脾，当先实脾。"

治验案例 同第 23 页《素问》第 28 条。

2. 《金匮要略·藏府经络先后病脉证》（一）

"湿流关节。"

治验案例 同第 44 页《素问》第 51 条。

3. 《金匮要略·藏府经络先后病脉证》（一）

"湿伤于下。"

治验案例 同第 84 页《灵枢》第 39 条。

4. 《金匮要略·中风历节病脉证并治》（五）

"寒虚相搏，邪在皮肤，浮者血虚，络脉空虚，贼邪不泻，或左或右，邪气反缓，正气即急，正气引邪，喝僻不遂，邪在于络，肌肤不仁……"

治验案例 同第 78 页《灵枢》第 17 条。

5. 《金匮要略·肺痿肺痈咳嗽上气病脉证治》（七）

"咳引胸中隐隐痛脉反滑数，此为肺痈。"

治验案例 同第 75 页《灵枢》第 8 条。

6. 《金匮要略·肺痿肺痈咳嗽上气病脉证治》（七）

"咳而……脉沉者，泽漆汤主之。"

治验案例 某某，女，38 岁，湖北省咸宁市某医院职工。2003 年 9 月 3 日就诊，发病已两年，遇过敏物则发病，每发则胸中胀满，咳唾白痰，呼吸促急，气息不利，喘鸣迫塞，馇不得息，苔白，脉沉。乃正虚水泛，肺气壅阻，法宜助正逐水，以复肺之肃降，方用"泽漆汤"

以治之：

制泽漆 15g　紫菀 10g　生姜 10g　法半夏 10g　党参 10g　桂枝 10g
炙甘草 10g　白前 10g　黄芩 10g

用水适量煎药，汤成去滓，取汁温分 3 服，一日服 1 剂。3 剂。

9 月 7 日二诊，药服 3 剂，胸胀消失，呼吸通利，气息稍欠平调，仍拟原方 3 剂续服。病止如常人。唯遇过敏物则复发，发则服上方即病止，遇病源则又发，发则如是，屡发屡止，屡止屡发，反复发作，迁延经年，前后服药数 10 剂，犹未能痊愈，遂本"五藏所伤，穷必及肾"之旨，以脉沉属肾，改从肾治，用"五子衍宗丸"加味：

菟丝子 18g　覆盆子 12g　枸杞 12g　五味子 10g　车前子 10g　煅龙骨 12g　煅牡蛎 12g　煅海浮石 10g

加水适量煎药，汤成去滓，取汁温分 3 服，一日服 1 剂，10 剂。

菟丝子 200g　覆盆子 150g　枸杞 150g　五味子 100g　车前子 100g
煅龙骨 150g　煅牡蛎 150g　煅海浮石 100g

共研细末，过筛，炼蜜为丸，如小豆大，每服 20g，一日服三次，开水送下。

按：《金匮要略·肺痿肺痈咳嗽上气病脉证治》说："咳而……脉沉者，泽漆汤主之。"《脉经》卷二第三说："寸口脉沉，胸中引胁痛，胸中有水气，宜服泽漆汤。"胸中为空旷之地，正阳不足，失去离照之用，致水气结于胸中，则胸中胀满烦闷，咳嗽而胸胁引痛，肺气壅逆，则息道狭窄而呼吸不利，喘鸣迫塞，镵不得息；水邪偏里，则脉应之而沉。泽漆汤重用泽漆为君，决壅逐水。紫菀、半夏、生姜降逆祛饮，桂枝通阳化气，党参、甘草补虚培土，白前、黄芩清解郁热，共奏决壅利水之效，使水邪从下窍而泄，故服药而病止。旋而其病又复发，遂服其方则其病又止，反复发作，反复服药，反复病已，其服药数 10 剂，然其病终未得根治，是其真气未足以御邪也。因思古有"五藏所伤，穷必及肾"之训，且其脉沉当为肾脉之象，遂改用"五子衍宗丸"补肾精以固先天，其菟丝子、覆盆子、枸杞子、车前子、五味子最能益精聚精，助正而祛邪，加龙骨、牡蛎协调肾中之阴阳，海浮石味咸入肾而化痰浊，共奏补肾益精、和调阴阳、化除痰浊之效，故药服 10 剂后改服丸剂一粒。缓缓培补先天真气，服丸剂数月，日渐精旺体充，其病痊愈。

7.《金匮要略·肺痿肺痈咳嗽上气病脉证治》（七）

"肺胀，咳而上气，烦躁而喘，脉浮者，心下有水（气），小青龙加石膏汤主之。"

治验案例　同第 53 页《素问》第 62 条。

8.《金匮要略·腹满寒疝宿食病脉证治》（十）

"按之不痛为虚，痛者为实。"

治验案例　同第 79 页《灵枢》第 19 条。

9.《金匮要略·五藏风寒积聚病脉证并治》（十一）

"热在下焦者……亦令淋秘不通。"

治验案例　同第 62 页《素问》第 75 条。

10.《金匮要略·痰饮咳嗽病脉证并治》（十二）

"凡食少饮多，水停心下，甚者则悸，微者短气。"

治验案例　同第 85 页《灵枢》第 40 条。

11.《金匮要略·消渴小便不利淋病脉证并治》（十三）

"男子消渴，小便反多，以饮一斗，小便一斗，肾气丸主之。"

治验案例　同第 26 页《素问》第 32 条。

12.《金匮要略·水气病脉证并治》（十四）

"腰以上肿，当发汗乃愈。"

治验案例　同第 50 页《素问》第 58 条。

13.《金匮要略·水气病脉证并治》（十四）

"病（水）腹大，（小便不利，）其脉沉绝者，有水，可下之。"

治验案例　同第 83 页《灵枢》第 34 条。

14.《金匮要略·惊悸吐衄下血胸满瘀血病脉证治》（十六）

"夫吐血，咳逆，上气，其脉数，而有热不得卧者，死。"

按：此证阳浮根断，阴精消亡，主死。然清人陈念祖用"二加龙骨汤加阿胶"（见第 33 页《素问》第 39 条）曾治愈多人，亦仁者之用心也。（《说文·水部》："消尽也，从水，肖声。"段注："未尽而将尽也。"）

15. 《金匮要略·呕吐哕下利病脉证并治》（十七）

"脾伤则不磨。"

治验案例 同第 17 页《素问》第 19 条。

16. 《金匮要略·呕吐哕下利病脉证治》（十七）

"下利便脓血者，桃花汤主之。"

治验案例 同第 91 页《伤寒论》第 10 条。

17. 《金匮要略·疮痈肠痈浸淫病脉证并治》（十八）

"诸浮数脉，应当发热，而反洒淅恶寒，若有痛处，当发其痈。"

治验案例 同第 46 页《素问》第 54 条。

18. 《金匮要略·疮痈肠痈浸淫病脉证并治》（十八）

"肠痈者，少腹肿痞，按之即痛如淋……脉洪数者，脓已成，大黄牡丹汤主之。"

治验案例 同第 45 页《素问》第 53 条。

19. 《金匮要略·趺蹶手指臂肿转筋阴狐疝蛔虫病脉证治》（十九）

"蛔虫之为病，令人吐涎心痛，发作有时。"

治验案例 某某，男，3 岁，住湖北省洪湖市某农场，因江堤溃口而暂移居嘉鱼县农村，1969 年 10 月某日就诊。患儿形体消瘦，腹大如鼓，时因腹痛而哭叫，有屙蛔史，两目显蛔虫斑点，口渴引饮，小便频数量多色清，大便泄水，食欲差。病乃蛔虫消渴，治宜健脾杀虫。拟方如下：

炒白术 8g　茯苓 6g　雷丸 6g　使君子 6g　芜荑 5g　榧子 6g　广木香 4g

以水煎服，日二次。

二日后复诊，服上方 2 剂，饮水、多尿之症皆有减轻，仍拟原方续服。

按：《说文·风部》说："风动虫生。"《华氏中藏经》卷上第十八说："虫者，乃血气食物相感而化也。"是食物不洁，感风气而化生为虫也。肝为风木之藏，肝木不和，郁而生风，血气食物感之则化而生虫。虫居肠间，损人气血，则其形体消瘦。虫聚于内，气机壅塞，则其腹大如鼓。风有作止，虫亦应之以动静，则其腹痛时发。风燥之邪躁扰甚于上，则口渴引饮；肝木之气疏泄甚于下，则小便量多。水灾迁徙，饥饱未适，脾胃受伤，故食欲差而大便泄水。前人于蚘虫消渴之病，皆主以楝根白皮、麝香二物为丸服之，余以其正甚虚而邪甚实，遂拟健脾杀虫法，用白术、茯苓健脾扶正，广木香行气以利气机，雷丸、使君子、芜荑、榧子杀虫祛邪，药服 2 剂，其饮水、多尿均减轻，仍拟原方续服。惜余旋离开嘉鱼而未能看到其治疗结果，甚憾。

《金匮要略·趺蹶手指臂肿转筋阴狐疝蚘虫病脉证治》

"蚘虫之为病，令人吐涎心痛，发作有时。"

治验案例 同第 81 页《灵枢》第 23 条。

20.《金匮要略·妇人妊娠病脉证并治》（二十）

"妇人宿有癥病，经断未及三月，而得漏下不止，胎动在脐上者，为癥痼害。"

治验案例 某某，女，23 岁，住房县农村，农民。1970 年 10 月 16 日就诊。患者为经产妇。1970 年 7 月发生小腹疼痛，治疗未效，至 10 月 1 日因行走劳累而小产，10 月 3 日在某卫生院行刮宫术后，腹部逐渐胀大，经检查子宫正常，又行刮宫术一次，未见好转。其小腹胀满至脐，如怀子之状，按之微痛而坚硬，腰部不能直起而卧床，小便正常，大便稀溏色黑，口燥不欲饮水，两胁疼痛，夜间盗汗，食欲不振，面色㿠白。舌部左前方有一青色斑块，脉涩。乃小产后瘀血凝结成癥，法宜活瘀行气，借用当归散，改散为汤加减治之：

当归 24g　川芎 10g　白芍 12g　白术 10g　青皮 10g　白酒 1 杯　制香附 10g　延胡索 12g　桃仁 10g

加水适量煎药，取汁温服。2 剂。

10 月 20 日二诊，药服 2 剂，胁痛减轻，食欲好转，于上方加红花续服：

当归 24g　川芎 12g　白芍 12g　白术 12g　青皮 10g　白酒 1 杯　制香附 10g　延胡索 12g　桃仁 10g　红花 10g

加水适量煎药，取汁温服，2 剂。

10 月 24 日三诊，药服 2 剂，小腹硬块变软，缩小到手掌大，舌上青斑亦缩小，腰能直起，精神好转。又服药 2 剂，病情无变化，遂于原方加减续服：

当归24g　川芎12g　白芍12g　白术12g　制香附10g　白酒1杯　桃仁10g　红花10g　制三棱9g　制莪术9g

加水适量煎药，取汁温服。

11月1日四诊，食欲增加，唯上腹时有气痛，噫之则舒，于方中加陈皮续服：

当归24g　川芎12g　白芍12g　白术12g　制香附10g　白酒1杯　桃仁10g　红花10g　制三棱9g　制莪术9g　陈皮9g

加水适量煎药，取汁温服，1剂。

11月3日五诊，上方药服1剂，小腹硬块缩小至如鸡蛋大，脐上时有痛感，原方加减续服：

当归24g　川芎12g　白芍12g　白术12g　制香附10g　白酒1杯　桃仁10g　红花10g　制三棱9g　制莪术9g　枳实9g　桂枝9g

加水适量煎药，取汁温服。2剂。药服2剂，小腹硬块全消，诸症亦退，唯腹有微痛。

按：产后恶露未尽，瘀血结而成癥，数日内小腹胀满至脐，如怀子之状。病为有形之瘀血凝结，故按之微痛而坚硬。肝藏血，其脉循胁里而支别结于腰髁，血瘀结则肝脉不利，故两胁疼痛而腰不能直起。血液瘀结于内而不华于外，则见大便稀溏色黑、口燥不欲饮水、舌显青斑、脉涩而面色㿠白。血瘀而阳郁，蒸于营血，故夜间盗汗。血瘀气滞，脾不健运，则食欲不振。产后病瘕，为虚中实证。当归散乃《金匮要略》之一养胎方，此借治产后暴癥，故去其苦寒泄热之黄芩，而以当归、川芎、白芍养血活血，白术培土补中，加桃仁、延胡索、香附、青皮破瘀行气，用白酒以行药势。服后胁痛减轻、食欲好转，但癥块未动，特加红花配桃仁以增其活血破瘀之力，服两剂癥块即变软变小到掌大，舌上青斑亦缩小。继服药两剂无续效，遂于方中去行气止痛之青皮、延胡索，而加三棱、莪术以增强破血攻癥，服药2剂食欲增加而感上腹时有气痛，故又加陈皮以行气。1剂癥块缩小至如鸡蛋大，仍有痛感，遂去行气之陈皮，加磨坚之枳实、温通之桂枝，再服药两剂癥块全消，诸症悉退，步行回乡。唯腹有微痛未已，当为瘀除正虚使然，惜未注重补虚治之耳！

21.《金匮要略·妇人产后病脉证并治》（二十一）

"产后下利虚极，白头翁加甘草阿胶汤主之。"

治验案例 同第 68 页《素问》第 84 条。

《神农本草经》与临床

1.《神农本草经》卷二

谓白芍："利小便。"

治验案例　同第 53 页《素问》第 62 条。

2.《神农本草经》卷三

"虾蟆，味辛寒，主邪气，破癥坚，血痛肿，阴创，服之不患热病。"

治验案例　同第 75 页《灵枢》第 8 条。

3.《神农本草经》

谓茯苓："小便结者通，多者止。"

谓天花粉："主消渴""止小便利"。

治验案例　同第 26 页《素问》第 32 条。

下编

《本经》病证药治

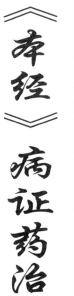

精神、魂魄、神明

养精神：丹砂、空青。

安魂魄：丹砂、玉泉。

通神明：丹砂。

补益精髓气血、安藏府

益精：石钟乳

益子精：云母

益气：丹砂、玉泉

通血脉：空青

安五脏：云母、石钟乳

明目、下气、堕胎

明目：丹砂、云母、石钟乳、石胆、空青

下气：石斛

堕胎：牛膝

须发、肌肉、筋骨

须发：白蒿

长肌肉：玉泉

柔筋：玉泉

强骨：玉泉

坚筋骨齿：湟石

百节、九窍、乳汁

通百节：石钟乳

利九窍：石钟乳、空青

下乳汁：石钟乳

有子寒暑饥渴

令人有子：石胆

耐寒暑：玉泉

不饥渴：玉泉

人临死服五斤，死三年色不变：玉泉

头颈七窍病

小儿囟不合：龟甲

摇头：重楼

风头：蜂子、枲耳实、白苣、皂荚、莽草、麋脂

风头痛：藁本

头风：白鲜、松罗

头眩：半夏

头脑痛：辛夷

头痛：细辛、芎䓖、麻黄、腐婢

头肿痛：杜若

脑动：细辛

大风头眩痛：防风

风头眩肿痛：鞠华

如在车船上：云母

面目肿：葱茎

面肿：蟹

面痈肿：天鼠屎

面赤：卮子

黑䵟：白僵蚕

面黑䵟：女萎

面䵟黑：旋华

面䵟：菟丝子、辛夷

面䵟炮：熊脂

面热黑：柳华

皮皰：木兰

黑子：石灰、冬灰

青黑痣：梅实

酒皶：木兰

酒炮：卮子

皶鼻：卮子

项强：衣鱼

喉舌肿：络石

瘿：夏枯草

瘿气：白头翁

瘿瘤：连翘

瘿瘤气：海藻

颈下核：海藻

咽痛不得消息：射干

咽肿：芫华

喉咽肿痛：半夏

喉咽痹：薰廉

喉痹：蒺藜子、贝母、款冬花、射干、牡桂、杏核仁

哽噎：蝼蛄

目瞑：伏翼

目闭：白垩

目痛：涅石、石胆、曾青、扁青、柳蕈子、黄连、戎盐、栾华

目肿：栾华

眼赤痛：决明子

目赤痛：木虻

目热赤痛：鲤鱼胆

目赤痛伤：蕤核

目中赤：白敛

伤眥：栾华

眥伤：黄连、木虻

目盲无所见：防风

青盲：决明子、鲤鱼胆、苋实、羖羊角

瞽盲：空青

侵目：白苣

目淫：决明子

目中淫：蛴螬

肤：蛴螬

肤赤：决明子

白膜：决明子、秦皮、蛴螬

目中青翳：秦皮

青翳：蛴螬

目翳：贝子

翳：长石、瞿麦

眇：长石

目欲脱：鞠华

泪：苦参

泪出：鞠华、曾青、析蓂子、黄连、决明子、蕤核、白苣、木虻、皂荚、栾华

多涕泪出：杜若

堕眉：石灰

㖞僻：蟹、活蟹

唇口青：草决明

口臭：水苏

口中烂臭：香蒲

口焦舌干：茯苓

口干舌焦：络石

口干苦（舌）焦：石膏

弄舌：重楼

吐舌：薇衔

齿痛出虫：莨菪子

齿龈肿：郁李根

龋齿：蜀羊泉、郁李根

涎唾：槐实

水浆不下：络石

耳聋：空青、白青、紫芝、丹雄鸡肪、磁石

久聋：蠮螉

聋：王爪

胸胁肺心病

胸满：干姜

胸痛；海蛤

胸张：半夏

胸中结：赤芝

胸中痰结：恒山

胸中寒热结气：紫菀

胸中邪气热结痛：蟹

胸中瘕热逆气：橘柚

胸胁痛如刀刺：桔梗

胸胁下痛：屈草

胸胁下逆气：杜若

胸胁逆气：茯苓

血在胁下坚满痛：蛴螬

胁下满：旋复花

久咳上气：淮木、荩草

咳逆上气：石钟乳、太 一余粮、菖蒲、白芝、五味子、海蛤、瓜蒂、干姜、当归、麻黄、紫菀、款冬花、竹茵、乌头、钩吻、射干、狼毒、芫华、杏核仁

上气咳逆：牡桂

风寒咳逆：附子

邪气咳逆：蜀茶

咳逆：禹余粮、白石英、紫石英、防葵、远志、细辛、蘼芜、茯苓、龙骨、白鲜、吴茱萸、半夏、藜芦、蜀漆、黄环、蠮螉

喉鸣喘：芫华

善喘：款冬花

喘：石膏

喘逆：荩草

喘息：海蛤

不能喘息：龙齿

不能息：石膏

急气：射干

短气：麦门冬、陆英、芫华

吐吸：牡桂

心痛：百合、虎掌、雚菌

心悬：白蒿

寒心：杏核仁

腹部病

热中：枸杞、知母

伤中：干地黄、麦门冬、署豫、远志、石斛、蜂子、桑螵蛸、胡麻、桑根白皮、白马茎、牡狗阴茎

肠（伤）中：淮木

伤中劳绝：白胶

心下结痛：茯苓

心下逆气：石膏

心下邪气：白青、山茱萸

心下结气：龙齿

坚：亭苈

心下坚：半夏

五脏心下邪气：香蒲

邪气在藏中：黄环

五脏邪气：苦菜、王孙、龙眼、茵芋

五脏间寒热：旋复花

五内邪气热：槐实

五内邪气：枸杞、卮子、芜荑（下有"散皮肤骨节中淫"）

五脏肠胃中结热：檗木

腹痛：黄连、五加皮、阳起石、芍药、贝子

腹中毒：代赭

急痛：大戟

腹中急：藁本

腹中坚：礜石

腹中坚痛：石膏

腹间寒热：屈草

腹中寒热：玄参

腹中寒热邪气：旋华（根）

腹中邪：贯众

腹中邪气：彼子

腹中邪逆：射干

心腹寒热：䗪虫、酸枣、茵芋

心腹旁光寒热：蒲黄

心腹复满痛：大黄蜂子

心腹痛：白棘

心腹疝气：五加皮

心腹五邪：黄芝

心腹邪气：丹参、石龙刍、蕤核、石蜜、大枣、石龙芮、紫草、樗鸡

心腹结气：麦门冬、苦参

腹中水气：奄闾子

腹中上下鸣：海藻

肠鸣幽幽：桔梗

肠鸣幽幽如走水：丹参

肠鸣上下无常处：女菀

肠鸣：半夏

雷鸣：杏核仁

肠中血气：天鼠屎

肠胃中结气：茈胡

膀胱热结：防葵

旁光热：地肤子

五脏积热：消石

脾胃中热：粟米

脾胃寒热：通草

胃中邪气：白及

胃中热气：蠡实、卮子

胃中热：雷丸

胃热：陈粟米

胃痹：苦菜

胃张闭：消石

胪张：奄闾子

腹胀：百合、蜣螂

腹满：卫矛、白马眼、桔梗、甘遂

蓄结饮食：消石

饮食：亭苈、荛花、狼毒

宿食：大黄、甘遂

伤食不化：孔公孽

伤饱：麦门冬

厌谷：苦菜

厌食：龙眼

食：芜荑

少食：白蒿

常饥：白蒿

蛲虫：藋菌

三虫：薏苡（根）、天门冬、白青、藕芜、麝香、理石、长石、吴茱萸根、芫荑、厚朴、山茱萸、白僵蚕、粉锡、鸢尾、青葙子、贯众、萹蓄、重楼、楝实、雷丸、桐叶、蚯蚓、蜈蚣、彼子、梓白皮

长虫：生漆、蚯蚓

（寸）白虫：蠡实、牙子

恶虫：通草

肠中蛭虫：马蓼

积聚：朴硝、滑石、曾青、扁青、干地黄、茈胡、蒺藜子、丹参、理石、苦参、麻黄、玄参、桑耳黑者、天鼠屎、鲛鱼甲、蜚廉、白垩、附子、乌头、天雄、虎掌、鸢尾、大黄、亭苈、蜀漆、甘遂、大戟、荛花、狼毒、白头翁、猕猴桃、石南、水蛭、马陆

心腹积聚：紫参

腹中积聚：凝水石

五脏腹中积聚：熊脂

坚积：芍药、巴豆

大坚：荛花

坚痞：蜚虻

痞结：蜀漆

结聚：巴豆

结固：朴消

伏梁：虎掌

奔豚：独活、豚卵、杏核仁

前后阴病

阴衰：石南

丈夫阴气不足：泽漆

伤阴：白及

男子阴痿（即阳痿）：蛇床子

阴痿：白石英、桑螵蛸、淫羊藿、樗鸡、陆英

阴痿不起：巴戟天、阳起石、牡狗阴茎（下有"令强热大"四字）

阴不起：白马茎、腐婢

茎中痛：淫羊藿

茎中寒热痛：肉松容

男子阴热痛湿痒：蛇床子

阴下痒湿：蛇床子

阴下痒湿：杜仲、木兰

阴创：虾蟆

男子阴疡病：白僵蚕

五癃邪结气：石龙子

五癃：发髪、冬葵子、燕屎、豚卵、贝子、石蚕

五癃闭不通：石韦

癃闭：滑石

气癃：车前子、鼠妇

石癃：班苗

癃：黑芝

癃结：瞿麦

五淋：桑螵蛸

石淋：石胆、石龙子、马刀、石蚕

能化七十二种石：朴消

淋闭：石龙刍

淋沥：贝母、白鲜

溺不下：防葵

不得小便：鼠妇

小便不利：衣鱼

溺有余沥：苦参

小便余沥：杜仲

遗溺：丹雄鸡肠、溲疏

肠澼：黄连、云实、干姜、黄芩、藜芦

肠澼脓血：五石脂

泄利：五石脂、云实、檗木、丹雄鸡肶胵裹黄皮、殷孽、黄芩、女菀、藜芦、腐婢

泄利脓血：龙骨

寒热泄利：涅石

泄澼：滑石

肠泄：防葵

寒泄：羖羊角

下痢赤白：禹余粮

利：枳实

下利：黄连、干姜、葛谷

下利脓血：蜜蜡

注下：麢羊角

下血（下血赤白）：五石脂、天名精、麻蕡、猬皮（下有"赤白五色，血汁不止"）、石龙子、贝子

脱肛：活蝓

小便不通：瞿麦

大小便不通：榆皮

关格：瞿麦

关格不通：发髲

躯体四肢病

皮肤中蛊：水银

蛊：草蒿、雌黄

偏枯不仁：梅实

不仁：熊脂

臭气：干姜

臭：橘柚

气在皮肤中：铁落

赤气：败酱

身暴赤色：猕猴桃

皮肤赤：积雪草

皮肤疼痛：大戟

肉中刺：蝼蛄

刺：瞿麦、蠮螉

身重：别羁

百病：朴消

五脏百病：玉泉

身体五脏百病：丹砂

五脏身体寒风：辛夷

小儿背强：桑上寄生

要背痛：杜仲、爵床

腰背强：狗脊

腰背痛强：萆薢

腰痛：桑上寄生、白胶、桑螵蛸

要腹痛：阿胶

要脊膝痛：鸡头实

肢体痛：梅实

疼酸：陆英、药实根

酸疼：王瓜

酸痓：白薇

四肢酸疼：酸枣、阿胶

四肢疼酸：别羁、王孙

胫重酸疼：飞廉

膝痛：狗脊、大豆黄卷、蔓椒

膝寒痛：陆英

膝冷痛：王孙

膝痛不能行步：附子

膝痛不可屈伸：牛膝

四肢厥气：蔓椒

四肢寒厥：长石

肢满：白薇

不可屈伸、起止、行步：白鲜

四肢重弱：龟甲

四肢重：大枣

肢节痛：秦艽

肢节中痛不可持物：磁石

温病、疟疾、疫疬

（淫淫）温行毒：芫荑

温疾：升麻、楝实

温疟：防葵、徐长卿、麝香、牡蛎、当归、麻黄、白薇、防己、恒山、白敛、荛花、羊踯躅、白头翁、女青、巴豆

温虐：蜈蚣

鬼疟：芫华

疟疾：白马眼

痎疟：龟甲、猪苓、腐婢

疟：蜀漆

如疟状发作有时：茵芋

疫疾邪恶气：徐长卿

七情神志病证

悸气：薇衔、桔梗

恐悸：茯苓

忧恚：茯苓

嗔怒：松罗

不迷：犀角

迷：菖蒲

善忘：间茹

忘：远志、龙胆、菖蒲、赤苓、黄连、通草

不乐：间茹、鹿藿

忽忽不知人：白薇

夜啼：柞蝉、白僵蚕

痫惊狂癫痉瘈

诸惊：石蜜

大惊：大枣

惊恚怒气：牡蛎

惊：石膏

惊悸：柏实、人参、羖羊角、天鼠屎、旋复花、茛草

惊悸气：厚朴

惊恐：桔梗

惊痫：龙胆、薇衔、龙齿、牛黄、牡丹、女菀、白马眼、鹿茸、露蜂房、活蝓、铅丹、蛇合、重楼、豚卵、六畜毛蹄甲

诸惊痫：款冬花

小儿惊痫：柞蝉、白僵蚕、白敛、雀瓮、蛴螬

小儿热气惊痫：龙骨

小儿百二十种惊痫：蛇蜕

惊邪：防葵、茯苓、白马悬蹄

惊气：蘼芜、沙参

痫痉：独活、麝香、石蜜、鼠妇

瘛痉：六畜毛蹄甲

热盛狂痉：牛黄

风痉：竹汁

大人痓：发髲

小儿痫：发髲

热气诸痫：防己

痫痉：石胆、鸡子

诸痉：龙齿

风痉：贝母

痉：术、牡丹

瘈疭：牡丹、白马悬蹄、露蜂房、蛇蜕、蜣螂

狂易：白头翁、蜣螂

狂惑：白薇

见鬼狂走：麻蕡

狂走：防葵、龙齿、莨荡子、六畜毛蹄甲

癫痫：防葵、蛇床子

大人癫疾：蜣螂

癫疾：木兰、龙齿、露蜂房、铅丹、重楼、豚卵、蛇蜕

癫病：蚱蝉

蛇痫：蛇蜕

痿痹节挛

肉痹：

周痹：枸杞、磁石、枲耳实、狗脊、萆薢

痹：干地黄、石斛、析蓂子、蔓荆实、商陆

痹气：蛴螬

湿痹：菊华、车前子、漏芦、柏实、酸枣、龟甲、蠡鱼、鸡头实、白鲜、马先蒿、假苏、大豆黄卷、夏枯草

寒风湿痹：麋脂

湿痹寒痛：姑活

寒痹：芎䓖、秦茉

风湿痹：白石英、薏苡仁、薇衔、干姜

诸关节风湿痹痛：茵芋

风湿：石龙刍、磁石、枲耳实

风寒湿痹：菖蒲、泽泻、白蒿、奄闾子、青葙、别羁、干漆、黑雌鸡、蠡实、石龙芮、秦皮、蔓椒

骨节风寒湿：萆薢

筋骨湿痹：葡萄

寒湿痿痹：牛膝

寒湿痹：王孙、山茱萸、乌头、天雄

寒湿痹痛：蜀茉

寒湿：茜根、秦艽、狗脊

风痹：曾青、熊脂、茜根、秦艽、礜石、皂荚、石南

暴风湿偏痹：天门冬

风痹内寒：王不留行

骨间诸痹：陆英

骨节疼痹：防风

血痹：干地黄、芍药、吴茱萸、厚朴

历节痛：薇衔、别羁、天雄（作"瀝"）、蔓椒（作"癧"）

伤筋：虎掌

拘急：莨荡子

拘挛：蔓荆实、附子、天雄

四肢拘缓不收：麋脂

四肢拘挛：牛膝、枲耳实、陆英

百节拘挛：细辛

拘挛不可屈伸：薏苡仁

挛缩：活蝓、豚卵

筋挛：芎䓖、大豆黄卷

筋急：薏苡仁、熊脂、竹叶

拘缓：牡蛎、虎掌

缓急：芎䓖、天雄

五缓六急：干漆、黑雌鸡

关机缓急：狗脊

痱缓不收：白及

痿：虎掌

痿蹶：紫菀

寒湿踒躄：附子

躄：五加皮

小儿不能行：五加皮

虚劳病证

劳伤：五味子、茅根

七伤：地榆

五劳七伤：肉松容、麻蕡

五劳六极：桑根白皮

虚劳：石斛

劳极：阿胶

虚羸：署豫、石龙刍、淮木、蜂子、胡麻、茅根

羸瘦：麦门冬、熊脂、白胶、冬葵子、五味子、石斛、桑根白皮、紫葳、茵芋

淋露：木香

酸消：磁石

酸斯：木虻

脉绝：桑根白皮、白马茎

不足：陆英

内伤：石南

妇产科病

妇人癥瘕：肉松容

癥瘕：禹余粮、太一余粮、卷柏、龟甲、苦参、桑耳黑者、紫葳、荛花、乌贼鱼骨、䗪虫、䗪虫、锡镜鼻、白垩、鸢尾、大黄、亭苈、白头翁、巴豆、地胆

癥瘕结气：阳起石、殷孽

癥瘕坚气：海藻

癥瘕坚结：龙骨

心腹癥瘕坚积：鳖甲

心腹癥瘕伏坚：鲛鱼甲

癥结：蒺藜子

腹中癥坚：蜀漆

腹中大坚癥：马陆

癥坚：曾青、麻黄、牡丹、附子、甘遂、虾蟆

坚癥：萹蓄

血癥：鼠妇

癥：夏枯草

大腹疝瘕：甘遂

疝瘕：防葵、独活、桑螵蛸、芍药、贝母、商陆、芫华、莽草

妇人疝瘕：藁本、衣鱼

血瘕：天名精、附子、水蛭、桃毛

妇人乳瘕：槐实

蛇瘕：蚯蚓

瘕邪：桃核仁

闭血：瞿麦、牛角䚡

血闭：禹余粮、太一余粮、卷柏、黑雌鸡翮羽、白芷、黄芩、茅根、紫葳、乌贼鱼骨、䗪虫、大黄、桃核仁

女子血闭：锡镜鼻

妇人血闭：芎䓖、白胶、桑螵蛸

妇人月闭：鼠妇

月闭：王瓜、蛴螬、水蛭

女子崩中下血：卫矛

女子崩中下血：鮀鱼甲

崩中下血：石胆

崩中：丹雄鸡、阳起石、桑根白皮、紫葳

心腹内崩：阿胶

女子下血：阿胶

漏下：太一余粮、阳起石、鹿茸

妇人漏下：当归

女子漏下：龙骨

女子漏下赤白：景天（华）、檗木、白芷

女子漏下赤白汁：桑耳黑者

女子漏下赤白经汁：乌贼鱼骨

漏下赤白：龟甲、马刀

漏下赤白沃：淮木、丹雄鸡

女子赤沃：

女子赤沃漏下：代赭

白沃：涅石

女子带下赤白：牡蛎

乳难：泽泻、蒺藜子、贝母、白马悬蹄

妇人乳难：续断

女子乳难：滑石

产难：酸酱（实）、蝼蛄

绝孕：紫石英、锡镜鼻

绝子：卷柏、当归

无子：芎䓖、白胶、阳起石、马先蒿、桑耳黑者、乌贼鱼骨、木
虻、水蛭

积寒无子：桃毛

内寒无子：蔥廉

子藏急痛：槐实

子藏中血：阳起石

阴蚀：涅石、石胆、五石脂、五加皮、龟甲、文蛤、猬皮、鳖甲、
重楼

妇人阴蚀：石硫黄

女子阴蚀：淮木、羊蹄

阴蚀不瘳：营实

阴蚀肿痛：乌贼鱼骨

阴阳蚀创：檗木

阴肿：白苣

妇人阴中肿痛：黄连、蛇床子、白鲜、白敛

妇子阴寒肿病：

阴中寒肿痛：藁本

妇子阴中寒热痛：卷柏

阴肿痛引要背：猬皮

小腹阴中相引痛：鲛鱼甲

女子产乳馀疾：玄参、紫葳

乳痉：钩吻

妇人乳痉痛：地榆

产乳金创：石膏、杏核仁

乳妇内衄……：泽兰

带下病：地榆

女子带下病：马先蒿

女子带下十二疾：牡狗阴茎

女子带下血：牛角䚡

留血在阴中：鹿茸

血病：桑耳黑者

伏肠：锡镜鼻

女子寒热：白垩

女子要腹痛：鹿藿

乳痈：莽草

呕吐病证

霍乱：女菀

呕吐：葛根

吐：大盐、苦瓠

吐逆：恒山、大戟

土（吐）逆胃反：铅丹

伤寒中风寒热

风寒：防己

伤寒：续断、丹雄鸡尿（屎）白、牡蛎、麻黄、贝母、厚朴、葱茎、半夏、恒山、莞花、巴豆、楝实

中风：云母、石膏、麻黄、牡丹、马先蒿、厚朴、葱茎、乌头、大戟

小儿中风：衣鱼

暴中风：白薇

中风暴热：女萎

中风余疾：泽兰

中恶风：钩吻

风热：铁落

寒热：云母、滑石、石胆、禹馀粮、干地黄、白英、丹参、沙参、茯苓、牛黄、熊脂、丹雄鸡尿（屎）白、牡蛎、海蛤、冬葵子、苋实、雄黄、石膏、阳起石、殷孽、当归、麻黄、芍药、白芷、茅根、白薇、王瓜、牡丹、马先蒿、假苏、桑叶、桑耳黑者、吴茱萸、厚朴、山茱萸、紫葳、鹿茸、天鼠屎、鳖甲、柞蝉、乌贼鱼骨、鮀鱼甲、木蝱、蜚虻、蜚廉、葱茎、礜石、乌头、半夏、虎掌、大黄、亭苈、恒山、蜀漆、狼毒、白头翁、连翘、石长生、夏枯草、巴豆、黄环、鼠李、豚卵、六畜毛蹄甲、马刀、蛇蜕、班苗、雀瓮、蛞蝓、地胆、鼠妇、桃毛、腐婢

结热：连翘

寒热结：枳实

寒热百疾：女菀

寒热邪气：朴硝、茈胡、署豫、秦艽、紫参、款冬花、露蜂房、蛇合、芫花

身皮肤中热：溲疏

皮肤往来寒热：乌韭

伏热在肠：豚悬蹄

热气在腹中：重楼

留热在骨节间：草蒿

节骨间寒热：蔓荆实

骨间寒热：龙胆

骨节热：飞廉

大热：葛根、栝楼根、卤盐、射干、楝实

火热：石长生

熛热：猕猴桃

射热在皮肤中：木兰

皮中如火烧：凝水石

皮肤寒热：蠡实

皮肤中热：青葙子

皮肤热：漏芦、泽漆

身热：滑石、景天、凝水石、理石、长石、栝楼根、白薇、积雪草

面热：木兰

烦热：贝母

伤热气：萤火

热气：石灰、贯众、牙子、闾茹、牛扁

热：术、松脂、鸡子、水银、秦皮、铅丹、蛇合、白敛、羊蹄、梓白皮、石蚕

小儿热：猕猴桃

恶风：鞠华、防风、木兰、乌头

洗洗：磁石、白薇、䗪虫、乌头

风洗洗：女菀

洗洗寒气：秦皮

皮肤洗洗：天鼠屎

洗（洗）在皮肤中：当归

洒洒：牡蛎

洒洒如疟状：阿胶

黄疸、汗出、死肌

黄疸：五石脂、茵陈、檗木、苦参、黄芩、白鲜、柳华

五疸：紫草

黄疸（疸）：茜根

疸：术

汗：术、地榆、半夏、蠮螉

出汗：干姜、桑叶、葱茎、乌头

汗出：卫矛

虚汗：松罗

风寒湿痹死肌：术

风湿痹痛死肌：细辛

骨节皮肤死肌：蜀茉

皮肤死肌：鞠华

身皮死肌：云母

死肌：络石、雄黄、枲耳实、白鲜、厚朴、鲍鱼甲、梅实、石灰、礜石、青琅玕、藜芦、白及、闾茹、皂荚、麋脂、班苗、地胆

创痈痔瘘疹痒

创：鼠李

马疥痂创：柳叶

浸淫：积雪草、萹蓄

赤熛：积雪草

金创：石胆、扁青、甘草、独活、芎䓖、续断、王不留行、蜜蜡、贝母、当归、地榆、泽兰、鼆、附子、天雄、钩吻、蛇合

金疮：白头翁

恶创：涅石、五石脂、漏芦、营实、蛇床子、松脂、雄黄、雌黄、孔公孽、铁落（疑读“恶创疡”）、肤青、黄芩、积雪草、蜀羊泉、鹿角、石灰、草蒿、藜芦、蛇合、白及、牙子、狼毒、连翘、石长生、麋脂、班苗、蝼蛄、马陆、地胆

诸恶创疡：当归

恶创不瘳：萆薢

恶疮：文蛤

恶疡：竹叶、猕猴桃

疡气：鹿藿、荩草

暴热火创：败酱

小儿火创：萤火

火创：景天、槐实、鸡子、青琅玕

火疡：黄芩

败疽：白及

败创：黄耆、营实、闾茹

创败：虌

恶蚀蚀著阴皮：桐叶

蚀创：礜石

创疡：卮子

疡疽创：铁落（疑"疡"字属上读）

疽创：白敛

疽（疸）创：五加皮

内蚀：豚悬蹄

疽蚀：冬灰、狼毒、班苗

疽（疸）蚀：黄芩

脓：闾茹

脓血：柳实

创脓：泽兰

溃脓：白棘

溃痈：柳实

烂伤：殷孽

痈创：牡丹、重楼

痈疡：蓼实

痈伤：络石、续断、青琅玕

痈疽：黄耆、营实、积雪草

痈肿：五石脂、扁青、薇衔、桑上寄生、土蜂子、苦参、瞿麦、海藻、泽兰、白棘、鹿角、生大豆、白敛、白及、商陆、连翘、芫华、荞草、麋脂、虾蟆、蝼蛄

痈肿不消：络石

痈肿脓血：赤小豆

肠痈：鹿藿、豚悬蹄

八疸：白及

疽疡：石灰

疽：松脂

身皮创：牛扁

头创：夏枯草

头疡：五石脂、松脂、熊脂、藜芦、蛇合

头秃：石硫黄、雌黄、蜀羊泉、羊蹄

白秃：松脂、熊脂、水银、茛草、马陆

创痔：牙子

疽痔：五石脂、漏芦、雄黄、石硫黄、蛇合、萹蓄

疽（疽）痔：败酱

疽瘘痔：孔公蘖

肠痔：檗木、露蜂房、蛇蜕

五痔：黄耆、槐实、龟甲、文蛤、猬皮、桐叶、豚悬蹄

痔：鳖甲

痔虫：石灰

瘾疹痒：芫蔚子

苦痒：枳实

身痒：雌黄、青琅玕、青葙子

暴热身痒：水萍

创疥：鲍鱼甲

痂痒：草蒿

痂疥：雌黄、铁落、茛草

疥搔：五石脂、松脂、败酱、蜀羊泉、石灰、冬灰、青琅玕、草蒿、藜芦、牙子、羊蹄、萹蓄、莽草

风搔：青葙子

疥瘘痂疡：水银

疥疡：楝实

疥虫：羖羊角、闾茹

痂癣虫：蜀羊泉

恶内（肉）：巴豆

恶肉：枲耳实、地榆、鳖甲、闾茹

结肉：营实、女萎

鼠瘘：黄耆、薇衔、牡蛎、雄黄、殷孽、假苏、礜石、蛇合、狼毒、连翘、夏枯草、班苗、地胆

瘰疬：连翘、鹿藿、夏枯草、鼠李

瘰疬生疮：假苏

浮肿、张大、水气

肿气：麇脂

风水：猕猴桃、桃华

水：旋复花

大水：苦瓠

水气：茺蔚子、蓼实、狼毒

水张：商陆

水肿：钩吻

大腹水肿：泽兰、郁李仁

大腹水张：巴豆

大腹水气：泽漆

十二水：荛花

十二水肿满：大戟

肢体浮肿：知母

大水身面四肢浮肿：瓜蒂

身面四肢浮肿：泽兰

四肢面目浮肿：泽漆

面目四肢浮肿：郁李仁、苦瓠

骨节中水：泽兰

脚肿：陆英、夏枯草

膻：甘草

留饮：大黄、甘遂、巴豆

淡癖：巴豆

留癖：朴硝

肠胃中留癖：莞花

消渴：白石英、白英、枸杞、丹雄鸡尿（屎）白、葛根、栝楼根、知母、水萍、王瓜、陈粟米、卤盐

烦满、瘀血、折跌

烦狂：楝实

狂烦：卤盐

烦：黍米

烦满：禹余粮、防风、丹参、茯苓、海蛤、凝水石、栝楼根、石龙芮

热烦满：酸酱、梅实

大热烦满：磁石

血瘀：䗪廉

瘀血：奄闾子、蒲黄、天名精、殷孽、茅根、王瓜、假苏、牛角䚡、蛴螬、䗪虫、大黄、水蛭、桃核仁

瘀血留舍肠胃：牡丹

恶血：蒺藜子、石硫黄、鹿茸、麋羊角、蛴螬、间茹、水蛭

血积：沙参、䗪虫、蟅虫

血：白头翁、虾蟆

破折：蛴螬

折跌：扁青、续断

折跌绝筋：干地黄

跌筋：女萎、营实轶筋：活蝓

跌筋结肉：女萎

绝伤：龙胆、菟丝子、槐实、干漆、蜜蜡、栝蒌根、淫羊藿、药实根

蛊毒、尸注、鬼精

诸蛊毒：藜芦

蛊毒：龙胆、赤箭、蘼芜、兰草、徐长卿、云实、麝香、蜂子、瓜蒂、芦青、长石、紫菀、羚羊角、燕屎、露蜂房、代赭、戎盐、卤盐、鸢尾、藜芦、钩吻、蜀漆、大戟、狼毒、鬼臼、女青、连翘、鹿藿、芫华、巴豆、石南、黄环、豚卵、六畜毛蹄甲、蚯蚓、蜈蚣、班苗、雀瓮、萤火、彼子。

蛊毒注：白兔藿

毒蛊注：猪苓

毒蛊：升麻

蛊注：卫矛、白马悬蹄

蛊蚑：蓝实

伏尸：天门冬、粉锡、蚯蚓、彼子

鬼击：白及

鬼注：蘼芜、石龙刍、马先蒿、龙骨、燕屎、代赭、鸢尾、钩吻、蜀漆、鬼臼、黄环、豚卵、六畜毛蹄甲、蚯蚓、蜈蚣、班苗、贝子、雀瓮、地胆、萤火、彼子

注鬼：蓝实

注恶鬼：桃花

鬼毒：卫矛、白马悬蹄、大豆、恒山、巴豆

鬼精：露蜂房、狼毒

精物：鬼臼、皂荚

鬼精物：云实、麝香、商陆

百鬼精物：桃枭

精物恶鬼：雄黄、代赭

鬼魅：黄环

精物老魅：龙骨

精魅邪恶鬼：丹砂

鬼物老精：蜈蚣

鬼物百精：徐长卿

百老物殃鬼：升麻

鬼邪恶不祥：桃蠹

见鬼：莨荡子

鬼：女青

鬼气不祥：石长生

梦寤魇寐：木香、麝香（作"厌"）

厌寐：麢羊角、犀角

诸毒：鸢尾、贯众

恶毒：羊踯躅

螫毒：蓝实

毒螫：粉锡

蛇毒：重楼

蛇螫：彼子

蛇螫毒：藋菌

钩吻鸩羽蛇毒：犀角

蛇虺、蜂虿、猘狗毒注：白兔藿

诸蛇虫鱼毒：蜈蚣

百毒：鬼臼

毒气：雷丸、蠨蛸

虫毒：蛇蜕、贝子

百毒虫注：犀角

百虫毒：雄黄

毒：蝼蛄

障邪：升麻

障气：犀角

大风、阴痹、其他

大风：天雄、闾茹

大风在皮肤中如麻豆……：枳实

大风邪气：巴戟天、姑活

大风癞疾：黄耆

癞疾：石灰

赤癞：厄子

白赖：厄子

恶疾：梅实

阴痹：屈草

内痹：王瓜

溢：竹叶

瘀息肉：鳖甲

息肉：石灰、冬灰、马陆

疣：冬灰

皮肤小虫：荩草

小虫：竹叶、桃核仁

毒虫：雌黄

诸虫：雚菌

虫：云实

白疵：雚菌

长患：雚菌

小儿百病：雷丸

病酒：腐婢

贼风、结聚、邪气

贼风：代赭、活蝓、白及

贼风在皮肤中淫淫痛：羊踯躅

结聚气：假苏

结气：虎掌、亭苈、旋复花、白敛、牡桂、夏枯草、莽草、石蚕、雀瓮

邪恶结气：云实

邪气：代赭、附子、天雄、鸢尾、蜀漆、青葙子、牙子、皂荚、溲

疏、腐婢、药实根、豚卵、虾蟆、云母、消石

诸邪毒气：石胆

劳热邪气：石韦

邪恶气：鹿角、女青

恶气不祥：鬼臼

马鞍热气：败酱草